若月俊一対話集 1

# 地域で人間をみる

若月俊一／本田徹・杉下智彦／大谷藤郎／鎌田實／住井すゑ／
加藤静一／岩村昇／木村利人／徳永進

旬報社

# 刊行にあたって

若月俊一先生は、「愛」という言葉を非常に大事にしておられた。常に言われていたことは、「病める人や弱者に愛の心を持ち、ヒューマニズムの精神を忘れないこと」であったし、また色紙に書を頼まれると、「愛」「愛とロマン」「愛こそすべて」等と書かれることも多かった。つまり、若月イズムの基本は『愛』であるといってよい。といっても「マルキシズム」を捨てたわけではない。転向はしたけれど、旧制高校時代に学んだ弁証法的唯物論は常に若月先生の根底にあった。

しかし、若月先生はイデオロギーのみを強調することはしなかった。イデオロギーは大事だけれど、イデオロギーだけでは民衆が動かないからだという。したがって、「センチメンタル・ヒューマニズム」という言葉も、その考えから来ている。大衆のセンチメント、つまり感性、気持、情緒を大事にし、それを基本に据えていこうというのである。

人間というものは、よく考えてみると、理屈よりも案外感性で揺さぶられている。庶民にとっては、一般に感性のほうが第一義的である。したがって、お互いの心と心が通じ合って、初めていろいろなことができる。つまり、センチメントが大衆を動かす力になるのだと、若月先生は言う。人間の正義感とか同情心、貧しいものに味方する心、不正を憎む精神などを大切にすることが、人間にとって第一義的なことであり、これがあるからこそ、運動も発展し、大同団結もできるという。

これは、若月先生が長年の実践から得られた哲学である。地域医療の実践をやっていくには、クリアカットな理屈だけをふりまいているわけにはいかないし、イデオロギー論議だけに終始しているわけにもいかない。問題は、地域住民がよく納得して、私どもと協力して、いっしょに運動に参加することである。それには、どうしても大衆の「センチメント」を大切にしていかねばならない。そのためには、弱い人、病める人を助けてあげたいという人間的な気持ちがまず先になければいけない。それを若月先生は「愛」と呼ぶ。

この「若月イズム」、すなわち実践の哲学をもう一度学びたいという人が、医療関係者だけでなく、一般住民にも増えてきているのは嬉しい。若月先生には多くの著書があるのだが、出版界の不況のためその多くは絶版になっている。このままでは、「若月イズム」はいつの間にか風化しかねないという心配がある。そこで若月先生の「生誕百年記念企画」として、新たに『若月俊一対話集』（全三巻）を旬報社から発刊することにした。この対話集は、今までいろいろな雑誌に個々に発表されていたものを再録してまとめたものであるが、『若月俊一著作集』（全七巻）にも載っていないもので、このような形のものとしては初めての出版である。

第一集の「地域で人間をみる」は、地域へ出ていって住民と向きあうこと、そして人間的なつながりを深めていくことの大切さが語られている。その中で初めて人間やいのちというものが見えてくるのだという。第二集の「予防は治療にまさる」では、若月先生が真っ先に取り組まれた予防の問題を軸に、健康を守る運動の意味、公害問題を始めとして地域を守る思想、地域医療に取り組む医師のあり方等が取り上げられている。第三集の「豊かな老いをつくる」は、老人介護の取り組みから、生きざま、死にざまの問題にまで触れられている。豊かな老いをつくるには、豊かな村起こし・地域起こしが必要であるという。

対話集は、話し言葉であるので、通常の文章とくらべて読みやすく、分かりやすい。かつ文章と異なり話し言葉は本音が出やすいので、若月先生の意外な面も伺えるという面白さもある。また、対談の相手の方々も多彩であり、現在第一線で活躍されている方、あるいはされた方が多い。さらに、長い人生の経験を経た方々も含まれている。その方たちの一言、一言も私どもの胸を強く打つのである。

若月先生が亡くなって早や四年、さらに今年（二〇一〇年）は生誕百年にあたる。本書は、生誕百年に当たっての、若月先生からの大きな贈りものと考えたい。

なお対話集の刊行に当たって、新たに「若月先生と私」というタイトルで各巻ごとに先生と関わりの深い方々にご執筆いただいた。第一集には、第一回若月賞を受賞された「野の花診療所」院長の徳永進先生にお寄せいただいた。厚くお礼申し上げる。また本書の刊行に、なみなみならぬご指導とご尽力をいただいた旬報社の木内洋育社長と石井次雄元社長に心からの感謝の意を捧げる次第である。

二〇一〇年八月

編集代表

佐久総合病院名誉院長　松島 松翠

地域で人間をみる＊若月俊一対話集1◉目次

## 医療の社会化・民主化の現代的意義を問う　大谷藤郎＋若月俊一



## 「ヴ・ナロード」を求め続けて　鎌田實＋若月俊一

## 人間のいのちと向き合う　住井すゑ＋若月俊一

## 医学と人生——medicine より health へ　加藤静一＋若月俊一

# 若月俊一対話集 1

## 地域で人間をみる

# 医者だからこそ、弱いもんの味方

本田　徹
杉下智彦
若月俊一

## ●若月先生の本を携えてチュニジアへ

若月　本田くん、もう何年ぶりだろう？
本田　このところ年に一回は、僕のほうは先生をお見かけしてますよ。
若月　ああ、そうだった、この間のシンポジウムでも会ったたね。君とのつき合いは、チュニジアから手紙をもらったのが最初かな。
本田　懐かしいですね、もう二〇年以上前になります。私は一九七七年に、協力隊員としてチュニジアのジェルバ島という島の病院に派遣されましたが、先生の『村で病気とたたかう』（岩波新書、一九七一年刊）という本を携えて行ってたんです。もちろん行く前に読んで、これは役に立ちそうだと思って持って行ったのですが、七八年にプライマリー・ヘルス・ケアが医療の根本という「アルマ・アタ宣言」が出て、まさに私もそうした意識で、島の巡回指導に回ったのですが、すぐに途上国の医療の現実に直面せざるをえなくなり、先生の本を何度もあちらで読み返したものです。

するると、自分自身が辛いと感じ、面白いと感じたものがすでに先生の本の随所に登場していて、非常に感動しました。そのことを手紙で書かせていただいたんです。

若月　よく覚えてます。

本田　それで帰国してから、日本で農村医療を勉強したい、使っていただけないかとまたお手紙を出しましたら、すぐ面接をしていただき、七九年の夏からまる四年間お世話になりました。

佐久にいたときには検診活動とか、長野県下のいろいろな研修などに連れていっていただきましたし、農村医療のスピリットについても先生の薫陶《くんとう》を受けて、ほんとうに充実した四年間でした。でも、とにかくよく働かされたし（笑）、お酒もよく呑む病院でしたね（笑）。

若月　で、いつNGOもやるということになったの？　僕は大賛成なんだけど。

本田　そうこうするうち、東洋医学を勉強したいという気持ちになって、八三年に佐久を去って、東京の日産玉川病院で勉強させてもらったのですが、そこでNGOの運動につかまってしまった（笑）。日本国際ボランティアセンター（JVC）の人たちなんですが、当時、彼らはタイやカンボジアの難民キャンプで活発な援助活動をしていて、彼らと知り合ううちに、市民による海外援助といったことの面白さみたいなものに触れて、そこから「シェア（SHARE）」という団体をスタートさせました。

「シェア」に参加しているのは、協力隊のOB・OGの人とか、タイ・カンボジア国境で活動をした人たちです。最初は五〜六人のメンバーでスタートしましたが、八五年にエチオピアの旱魃問題が起きて、そこで初めてボランティアとして参加して、一年間バラックの病院を運営し、約五万人ぐらいの患者さんを診療したんですが、それが、私たちの海外で初めての本格的医療活動でした。その後、カンボジアだとかタイでのいろいろな計画を続けて今日に至っているんです。まあとりあえずそんなところです。

若月　「シェア」ねえ。どういう意味に取ればいいの？

本田　英語では「分かち合う」という意味なんですけど、それをロゴにして、「市民による協力」をうたっています。

本誌　今の堀切中央病院の院長になられたのは？

本田　二年ちょっと前です。九一年から九二年にかけて、また勉強したくなってタイにプライマリ・ヘルス・ケアのマスターのコース（修士課程）があって、そこでアジアの保健ボランティアのことを勉強してきたんです。帰国後、港町診療所所長の天明佳臣先生のもとで在日外国人の医療のいろいろなことを教えていただいて、一昨年の春に今の堀切中央病院の院長で入りました。

いまの病院は、在宅ケアについては熱心に取り組んでいる病院で、当初はアルバイトをさせてもらっていたのですが、ケアミックス型の病院を新たに創る、つまり療養型病床と一般病床が半々ぐらいの病院をやろうということで、責任者になれといわれたわけです。

いま、病院経営がいかに大変か、痛感しているところです。

## ●協力隊活動で医者であることを満喫した

若月　本田くんに話が集中してしまって失敬。じゃ、協力隊に話を戻しましょう。協力隊の参加はいつ頃考えたことなの？

杉下　当時はもちろん協力隊のことは知りませんでしたが、中学生時代に、アフリカの飢餓を救おうというようなキャンペーンがありましたよね。同じ子どもでありながら日本では生きられ、アフリカでは生きられない現実。そんな矛盾に自分が何かしてあげられないのかと思い、医師を志したのです。

そのうち協力隊があるのを知って、これはもう参加したくて参加したくて時期を狙ってました。しかし、早く行きたいという気持ちはあっても、何もできない外科医では足手まといになってしまうのではないかということで、聖路加病院で四年間レジデント（専門医学研修）として外科のトレーニングをして、続いて母校の東北大学の心臓外科のほうに一年間お世話になりました。ちょうどこのときに外科の認定医になったものですから、じゃ行かせてくださいということで、やっと願いがかなったわけです。

本誌　マラウイは、エイズ患者の数が多いということで、外科医としてそのことの心配は？

杉下　実は土壇場になって、派遣を中止したいと事務局のほうから打診がありました。しかし、エイズがあるからこそ医療者のわれわれが求められているはずだと、自分の身は自分で守るからとにかく行かせてほしいということで、一九九五年の一二月にマラウイに赴任しました。

本誌　現職参加でしたか？

杉下　当時在職をしていた東北大学の心臓外科の先生方もいろいろ心配してくださいましたが、自分は国際保健協力を続けていく方向を考えているのでと申し上げて、退職しての参加でした。

若月　それだけの覚悟で行かれて、得たものはありましたか。

杉下　僕が赴任した病院のベッド数は三五〇なのですが、入院患者は常に一〇〇〇人を超えていました。ということは、平均しても一つのベッドに三人が寝ているわけですね。壊れたベッドに二人が寝て、下に一人が寝て、また廊下に三人が寝ているという感じで、本当に足の踏み場所もないくらい患者が集まってくる。特に雨期の時にはマラリアが多いですから、非常に数が増えます。

しかし、医師をしていてよかったなと感じたのもこの二年間でした。なぜなのかと考えてみると、患者と一緒に医療をしているという実感があったんですね。実は日本にいると、もちろん医療をやっているという実感はありますが、いろんな器機に囲まれて、いろんな検査のデータがあって、いろんなスタッフがいてというふうに、チームでやっているものですから、患者側から見た責任感というのは少し薄れてきているんではないか、と思っていたのです。

ところが向こうでは、交通事故で血を流している患者も急患も、自分で手術室に運び込むところからやらねばなりません。夜中に緊急手術があったときなど、ぼくがスタッフを家まで迎えに行って連れてくるなんてこともありました。

そういうところから始まって、入院、そして手術をして、それを管理して、そして退院して外来で診る。外来で診るといっても、自分で病院まで来れる人は一〇パーセントくらいしかいませんから、自分で日にちを決めてぼくが村々を回って術後の管理までやりました。このトータルな活動が何ともいえない満足感を生み出してくれました。

ある人から「それはマンパワーで自分の専門性を生かしてないんではないか」と批判があったんですが、「いや、そうではないんだ、僕がやりたかったのはこういう医療なんだ」ということで、あと二年間は、自分自身が本当に真剣にどう患者と付き合っていくかということを大いに学ばせてもらいました。

若月　こういうお話を聞くと、人間性、人間主義といいますか、ヒューマニズムの心がこの人たちから伝わってきますね。

本田　先生が総合診療科を作られたというのは、やはりこういう問題に対処するためですか。

若月　そうだったといいたいのだけれど、科が一つ増えたという結果になってしまった。どうしてもそれぞれ独立してしまう。それが官僚化の始まりですよね。いま、杉下さんのおっしゃっていることは、そういうことなんでしょう。

杉下　もう一つは医療において家族というのがいかに大切な存在であるかを改めて感じたわけです。

あるおじいさんが入院するというと家族三〇人、四〇人が皆やって来るわけです。そして長男と奥さんが泊まり込みで三カ月、四カ月面倒を見ます。それを見ていて、ああ医療というのは医者が指導するんではないんだ、家族が作っていくものだなと本当に感じたわけですね。日本に帰って違和感が強いのはそのへんのことです。

たとえば、病院に入院したからもう安心だといって家族が来なくなってしまったりとか、病院のほうも完全看護制だから夜は帰ってくださいといったりするので、家族の足が遠のいてしまいます。患者さんも先生にまかせましたというばかり。どうも皆で作り上げていく医療というのがほとんど忘れられてしまったんではないかと、強く感じてしまいます。

若月　重要な話ですね。いま日本で一番大きな問題の一つは、農村では特に家族が壊れているということです。ということは、日本全体のパブリックが壊れているんです。これはいろんな意味で実は大きな問題なんですよ。長生きするのもいいけれど、結局、家族に面倒を見てもらうわけにはいかないということが、日本の常識になってしまった。誰が見るかというと、皆で見なくてはいけないということで、いまの介護保険というような問題が社会的な問題として出てきた、これは大きな問題ですよね。

## ●センチメンタル・ヒューマニズムを失っていいのか

本田　そこで先生に一つ伺いたいなと前から思っていたことがあるんですが、先生が一九四五

（昭和二〇）年に佐久に来られた頃の、日本の農山村の状況というのは、いまの最貧国にも近い状況にあったんじゃないでしょうか。

先生はご自分のエモーショナルな部分をアイロニーを込めてセンチメンタル・ヒューマニズムとかおっしゃっていますが（笑）、当時の先生の悪戦苦闘ぶりというのは、たいへんなものがあったと思います。臨床をこなされながら、五〇年以上前に、前人未到のプライマリ・ヘルス・ケアを山村で繰り広げて、本当に多くの方を救われました。

農家の人を集めて劇をやったり、歌を歌ったりと、まさにいま協力隊の隊員たちがやっているようなことを精力的に先頭に立っておやりになった。それを支えたのは、本当のところ何だったんでしょう。

若月　だから、それがセンチメンタリズムだといっているんです（笑）。理屈じゃない。実は、ぼくの母は出戻りだった（笑）。ぼくは母がその後、結婚した父との間に生まれて東京育ちなんですが、母は幼いぼくに年中、昔の百姓はどんなに酷い目にあっていたか、嫁は姑からどんなにいじめられたかと、いうことを聞かせてくれました。だから、そういうものが僕の農村に対する関心の大きな基礎になっているかもしれない。

しかし、ぼくが大学を出たときの世の中は酷い状況でした。戦争が始まる前でしたからね。不景気で、弱い者いじめなんか日常茶飯事。それを許せんという気分がぼくにはあった。

あなた方の話を聞いているとそういう気持ちが出ているけど、一般的には皆が強い奴にくっついて、それで弱い奴をいじめていたというのが日本じゃないのかな。でもぼくは、人間というものは動物と違うんだから、弱い奴を助けるというのが元来どこかにあるはずだと信じたいわけです。いじめられていたら、かわいそうだなと思う気持ちがあるのが人間だと思うが、どうでしょうね。

本誌　先生は戦争中、左翼運動で投獄され、東大医学部をお出になりながら、佐久に来られたと伺っていますが、戦前に左翼運動をするというのは、やはり正義感がお強かったからなんですね。

若月　この間、同窓会があってね、昔僕のことを「都落ち」といって馬鹿にした連中が、お前なかなか見通しがいいじゃないか、いま、東京なんかに住めないよ、というんですよね。

今さら何だと思いますが、ぼくは人間の原型が農村にはあると、ずっと思っていた。昔は特にそうでした。あなた方も、いわゆる途上国へ出かけてそういうことを感じたんじゃないの。そういう所では、辛い目にあってる人がいれば、何とかして助けてあげたいという気持ちになるんじゃないだろうか。これは素朴だけど非常に重要だと思うんです。あなた方の話を聞いていると、それがあふれていますよ。

さっきの戦争のことだけど、投獄されたあげくに、ぼくは戦争に行かされた。ということは人殺しをしてきているということです。いま、いやそれほどひどいことはしなかった、だから謝らなくていいという人もいますが、どんなに酷いことを日本人がやってきたか。私はそこにいたのだから、確かな話です。

あなた方、協力隊の人たちは、戦争で本当に迷惑をかけた国にも行っているのだろうから、歴史的にいえば、われわれの時代の罪滅ぼしをやってもらっているということになるんじゃないだろうか。そう思ってくれていたらありがたいな。

## ●協力隊の使命は日本化の導入か

本田　かつて日本軍が侵略した国へ派遣されている隊員は、そこらへんでむずかしさを感じていると思いますね。と同時に、今また市場経済化の波というのが、アフリカだってそうだと思うんですけど、その東南アジアに怒濤のように押し寄せているわけですよね。

タイやカンボジアの例でいうと、農村も現金収入がないとやっていけない状況になってきている。そうすると、東北タイでも北タイでもお金がほしいから女の人たちがバンコクに出掛けていって、いわゆる売春というような仕事につかざるをえないんです。それでどうやら一家の経済が成り立っているというような状況に追い込まれています。当然、新たにエイズをはじめとする性病をもらって、またコミュニティの中に戻ってくると何年かして発病する。コミュニティの破壊というのは、同じようにアジアの中で起きているわけです。

　ですから市場経済下において、一見豊かになっていくという面があると同時に、さきほど杉下先生がおっしゃったような意味で、家族が絆で結ばれていて皆で支え合っていくというような形での経済はなくなっていく。その辺の光の部分と影の部分を両方きっちり見ておかないと、私たちの仕事自体が違った方向にいってしまう可能性があるんですね。

若月　そうね、シュバイツァーがアフリカに行って神様のようにいわれていましたが、シュバイツァーに対する批判もあると聞きますからね。シュバイツァーは自分では神様になってい い仕事をしてきたけれども、彼はあそこの地域の独立運動をずいぶん抑えたんですってね。

杉下　現地でぼくも毎日考えました。日本人として何をしたらよいのか、近代化するために来たのか、西洋化するためなのか、極端なことをいうと日本化しようとして来たのか、すごく観念的に悩んだことがありました。しかし、実際行ってみて、もちろんぼくも若月先生の本は読んでましたので、ハッとしました。先生が民衆の中に入るとおっしゃっていることの意味が、パッとわかったんです。地元が地元らしく発展するためにちょっとだけ手助けするために行っているんだ、とね。

　現地にとって何が大切なのかもう一度考え直さないといけないと思います。

若月　これは非常に重大な問題だね。杉下先生は厳しく、日本化させるためじゃないか、という言葉があったけれど、そうじゃ駄目なんです。本当に向こうを良くするためにと腹をくくらねば。

本田　本当にそうです。

若月　私なんかもここの農村に来て一番の狙いは何であったかというと、率直にいってデモクラチゼーション、農村を民主化しようと思った。私がやろうと思ったのは医療の民主化ということです。では、医療の民主化とは一体何だというと、結局、人間はいつでも、どこでも、誰でもが医者にかかれる、病気を治せる、そういうシステムを作ることがデモクラチゼーションです。医療をそういうふうにやりたい、そのために一所懸命働くんだと思いました。しかし、これは口では簡単にいえるけれど、なかなかできないんです。

私はこの山の中に来て五〇何年経つけど、あるとき、「先生、五〇年やってきて、どれくらい民主化できましたか」と聞かれたんで、そう、二〜三割と答えた。なぜならば、これには二つの問題がある。一つは医療だけで民主化はできない。社会が民主化しないでどうして医療が民主化できるのかということ。これはできないことがわかりました。

五〇年経って、でも考えようによっては二〜三割でもできたということは、やらなければできないんですから良かったと思います、というのが私の答えなんです。

杉下先生が中学生のときにアフリカの子どもたちがご飯を食べられないで死んでいくのはおかしいと思ったというのは、そういうところからすべてが始まるんじゃないですかね。だが、それだけじゃないのだと思う。実際に現場で働くあなた方は悩みに悩んだと思うんですが、基本的に私は、本田先生がいわれたように、アルマ・アタ大会のドクター・マーラーの精神は非常に大事だと思うんです。

## ●ドクター・マーラーの教え

本田　やっと、そこにたどり着けました（笑）。一九七八年の「アルマ・アタ宣言」について、読者の皆さんも詳しく知りたいと思われるはずなので、先生、ちょっと見解も含めご紹介いただけますか。

若月　あれはまだソビエト連邦だった時代のカザフスタン共和国の首都アルマ・アタで、一九七八年九月にユニセフやＷＨＯ（世界保健機関）の主催によって開催された国際会議で、ドクター・マーラーが初めて「プライマリ・ヘルス・ケア」という言葉を使って、すべての〝人びとに健康を〟と予防医学の大切さを説き、それを称して「アルマ・アタ宣言」とか、「プライマリ・ヘルス・ケア宣言」といって、その主旨をいまも引き継いでいるわけです。

ドクター・マーラーはあのとき、開発途上国や遅れた国に行って医者が仕事をする場合、とにかく二つのことは守らなければいけないとはっきりいっています。これは私たち農村医学にたずさわる者にとっても目からうろこが落ちるような話でしたが、いまやあなた方、協力隊の人たちにとっても大切な提言じゃないだろうか。

一つは自分の国のものを、さっきの機械の話じゃないけど、持っていって売りつければいいというものではない。モノを持っていったり、いい建物を作ればいいというものではない。各地域で住民が自分でできるようなシステムを作ることが基本なんだとね。

そして、さらにそのためには大事なことがまた二つあるといいました。一つは「アプロプリエイト（適切な）」。地域の人に納得させる、地域の人が利用できることを基本にしなければならない。

もう一つは「ファンダメンタル・ウェルス・デザイア」。基礎的な人間としてのニーズ、求めていることは何なのか？　それについてマーラーはいっていませんが、それはわれわれが自分で考えなければいけないことなんです。これは貧乏人であろうが金持ちであろうが、黒人であろうが白人であろうが、何であろうと動物じゃないんだから、人間同士の何かがあるはずですよ。それを「ファンダメンタル」という言葉を使ってマーラーはいっている。人間的な要求をまず満たしてやらなければならない。

ですから、難しい手術をすることも大事だけど、まず病気にならない水を作ってやる、井戸を掘ってやるとか、ちゃんとした所にベッドを作ってやるという「ファンダメンタル」なことをまずやること。その方法は「アプロプリエイト」、適正技術ということだけど、その国やその町や村の人たちにとって適正なということですね。この二つを彼はいっているんです。

でも、この二つは相反することなんです。「ファンダメンタル」なことというのは人間として共通な、統一したものがあるはずということなんです。もう一つは、住民が自分でまずこれをやってくれということがあるはずだということ。この二つね。これはプライマリ・ヘルス・ケアの基本なんです。マーラーはそれをいっている。

よく考えてみると難しいんですね。簡単ではない。でも、いまの皆さんの話の中にあふれてきていますよ。私はどちらかといえば、このドクター・マーラーの精神を遵守することが大事なことだなと思っています。

私がいうセンチメンタル・ヒューマニズムもまさにそれです。今日また仲間に出会えて、私は嬉しかったですよ。

本田・杉下　本当に今日は素晴らしい機会を与えていただいてありがとうございました。これからのことにおおいに励みになりました。

**本田　徹**（一九四七年生まれ）鼎談当時、堀切中央病院院長、NGO「シェア」代表。現在、医療法人社団哺育会浅草病院勤務、NGO「シェア」代表。

**杉下智彦**（一九四八年生まれ）鼎談当時、聖路加国際病院胸部外科医師。現在、独立行政法人国際協力機構人間開発部国際協力専門員。

**初出**「医者だからこそ、弱いもんの味方」『JOCV Monthly Magazine Crossroads』一九九九年一月号、独立行政法人国際協力機構青年海外協力隊事務局。

# 医療の社会化・民主化の現代的意義を問う

大谷藤郎
若月俊一

## ●国際情勢の変化と日本の「医療の社会化」

大谷　三年前に日本は「昭和」から「平成」になりましたが、それと時を同じくするかのように東ヨーロッパ各地で「社会主義体制」が崩壊し始め、昨年（一九九一年）になったら肝心の旧ソ連まで倒れてしまいましたね。そして、米ソ中心の世界の冷戦構造まで、すっかり様変わりしてしまったかのようです。

若月先生も私も、日本の「医療の民主化・社会化」をめざしてきたわけで、それと「社会主義」の運動とは全然違うというものの、そういう国際情勢の変化の影響によるものなのか、私は最近、「医療の社会化」の問題にも何か変化のようなものを感じるんです。つまり、われわれがこれまで拠って立ってきた、社会的弱者とか障害のある人たちを大事にする「医療の社会化」運動の関係基盤が、何とはなしに揺らいできて、軽視されているような感じがするのです。

若月　そういう感じはありますね。

大谷　そこでお聞きしたいのですが、長年、農民だけではなく、広くいろいろな社会的弱者の問題に取り組んでこられた若月先生としては、いまのこうした社会情勢や国際情勢に対して、どのように感じておられるでしょうか。

若月　先生のおっしゃるとおり、私たちはいろいろな意味で、幅広く「医療の社会化」運動をやってきたわけです。そこで感じるのは、この世界が、いまどう変化しようとも、「医療の社会化」運動の炎は消えないし、消してはならないということです。

去年（一九九一年）の一〇月、私はイスクラ産業株式会社主催、ソビエト国民経済アカデミー協賛のモスクワ・セミナー「日本の経済手法に学ぶ」の第六分科会「病院経営と地域医療行政について」に呼ばれていろいろな場面を見てきましたが、旧ソ連の共産主義が、医師や医療体制においても、官僚主義をもたらしていたことは厳然たる事実だと思うのです。その点は、やはり皆が反省しなくてはならない点だと思いますね。

私はセミナーで「地域医療」をテーマに話をしました。そのなかで私は、地域医療の原点は旧ソ連から学んだと話したんです。というのも、私の「地域医療」の基礎は、旧ソ連の「ディスパンセリザーチア運動」から学んだものだからなのです。それに、地域医療への奉仕の精神なども、実は、私の場合はツルゲーネフの小説に出てくるナロードニキの「ヴ・ナロード」(人民の中へ)の精神からきているのです。住民と結び付いて、医療を展開しなければならないという気持ちは、私の心の中でいまもずっと変わらないわけです。

ところが、モスクワでその話をしても、ロシアの人は自国にあったそうした精神運動をほとんど知らないんですね。モスクワ大学のある種の人たちだけが、その「ディスパンセリザーチア運動」を知っていただけなんです。その場には、旧ソ連のさまざまな分野のお医者さん、病院長、病院関係者が集まっていたのですが、私の話を皆、キョトンとした顔で聞いているのです。そのとき、ソ連の七〇年にわたる革命の歴史は、こういう遅れた面も生んでしまったのだと、つくづく感じましたね。

大谷　それは本当に驚きますね。

若月　私の病院は公的病院ですが、純然たる医療活動のほかに企業性が必要です。赤字を出さないようにと苦労しているわけです。私はこれまで病院経営がつらいつらいといって、文句ばかりいってきましたが、考えてみれば、そういう精神運動の苦労も私どもの活動を活性化する「何か」になってきたのかもしれません。

**大谷**　どこから補助金がくるわけではありませんものね（笑）。

**若月**　そうなんです。私たちと旧ソ連の人たちとの間に出てきてしまったこの違いは、いったいどこからきたのかと考えてみると、スターリン時代の共産主義独裁の悪い面だけが出てきて、それがずっと皆に染み込んでしまったためではないでしょうか。上からのノルマだけこなせばいいんだということになって、「人民と結び付く」といういちばんの根本精神がなくなってしまったのだと感じました。

国立病院、県立病院、第一線の病院の医師や介護人などが、皆、システムの中にきちんとしているのには感心しましたが、それぞれが、その中だけにただ安住している。

私どものほうはそれに比べると、資本主義であっても、病院に来た患者さんだけを診るのではなくて、こちらから地域に出かけて農民や住民のニーズに応じて積極的に集団健診で健康管理をするとか、在宅ケアをやるとか、いろいろやっています。

問題はいろいろありますが、とにかくわれわれ佐久病院の職員は住民のためにやっていて、彼らソ連の職員はそういうことを全然やっていない。その点が問題だと痛感しました。第一線の難しい問題は「フェルシェル」という「準医師」に任せているんです。お互いに任せ合いなのです。

そこには住民のためにという職員自らの積極性がない。何といっても共産党の一党独裁がよくなかったという感じがしました。共産党の人だけが入るいい病院があって、その病院だけは非常に設備もよく、食べ物もサービスもたいへんいいという。それでは共産主義とはいえないですね。

ロシア革命から約七五年になりますが、どうしてそういう特権階級擁護の方向になってしまったのか、非常に大きな疑問です。結局、それが人間の本性なのかと、本当にがっかりしました。

## ●「若月賞」の制定――医療の社会的活動の顕彰

大谷　そのへんを先生に「人間の本性か」といわれてしまうと困るのですが、資本主義のように、「神の見えざる手」や人間の欲望に任せて、人びとが利益を求めて走り回っているうちに、自然に調整されていくのに任せるのが正しいのか、ということですね。

若月　そうですね。しかし、それにはやはり歯止めがなければなりません。もしそれがなくていいのなら、私たちが今までやってきたことが何の値打ちもなくなってしまいますからね。

大谷　社会主義政権崩壊のインパクトは、こういうことに対しても動揺を与えているわけですね。私自身も精神障害やハンセン病にかかわる仕事をしてきましたが、そういう障害のある人びとを社会的に守って、皆で一緒にやっていこうとする場合の原点はいったい何なのかを、しっかりもっていないとグラグラする。現実に何を求めるべきなのか迷ってしまいますからね。

マルクスの言葉のように「社会において人間が疎外される」ことに対して、システムとして守っていくことがその理想だったと思います。ですから、その考え方が駄目だったとはいえません。結局、それを運営実施した「人間」が堕落してしまったからでしょうか。

**若月**　そうだと思います。ただ、マルクスの階級闘争論のようには、人間がきちっとやっていけなかったという面もあったのだと思います。たとえば、自由を愛する精神や、それぞれの個人的なものを、それぞれに認めなければなりませんしね。何でも画一的にきちっと決めて、共産党だけがそれを支配するというのはやはり間違いでした。

しかし、マルクスやレーニンの基本的な精神は間違いではなかったと、私は現在でも思っています。基本精神そのものは、やはり人間を大切にするヒューマンなものだったと思うんです。

**大谷**　そうでなければ、皆の心を繋ぎ止められませんね。ただ、これからの若い人たちに、私らがヒューマニズムの基盤に立ってそういう医療の社会化を伝えていくのが、やりにくくなったことは確かですね。

若月　どういうふうに伝えていったらいいでしょうね。確かに、今までのマルクス主義の政治的な形がまずく、安易に流れて大きな失敗になりました。しかし、だからといって「これからは何でも自由ならばいい、競争と市場の論理だけでいい」ということは許されないと思うのです。ヒューマンで、ソーシャルな考えをこれからの若い人に訴えたいですね。

大谷　私個人は社会主義というより、より広い民主主義のほうを重要視してきた人間ですが、先生のおっしゃる「ソーシャルな考え」は当然なことだと思います。そこで、真摯に医療に従事していながら、しかも顕著な社会的活動をされている方に、若月先生の名を冠した「若月賞」を差し上げて、世に出てもらいたいわけです。われわれもその活動に共感をもっているのだという意思表示をして、共に活動していくことは、この時期に大事だと私は考えています。

「若月賞」なんてちょっと気恥ずかしいと、先生は私におっしゃいましたが、この時点ではやはり、そういう人間の良心的な活動を積極的に世に出すことが大事で、そういう努力をしている人を社会で認めていこうとしないのでは困るのです。

若月　私の名を冠した賞などというのは、本当に恥ずかしいですよ（笑）。ただ、私は以前そうしたヒューマニズムを自ら馬鹿にして、「センチメンタル・ヒューマニズム」などと自嘲しておりましたが、それでも、それはそれで、やはり美しかったといまは思っています。それがなかったら、医療の世界は駄目だとさえも……。

確かに旧ソ連はまずかったし、マルクス主義に対する私たちの誤解もあったと思います。しかし、戦前から戦後にかけてのマルクス主義をバックにした日本の医療の民主化運動は、重要だったと思います。旧ソ連が崩壊したから、日本の医療の民主化運動も根拠を失ったという人がもしいるとしたら、それはマルクス主義の原点である『資本論』をよく理解していない証拠だといいたい。私どもの「医療の社会化」運動を評価しない考えもあるようですが、実際に大正から昭和へ、戦前から戦後にかけて、「医療の社会化」は大きく進められてきていますからね。

大谷　『資本論』の原点は、本当は人間主義なんでしょうね。

若月　そうですよ。マルクスぐらい、人間主義な人はいないと思います。

大谷　マルクスの主張の根幹は、管理される人間を解放したいということでしょう。ところが、旧ソ連の場合は、初めはまあよかったが、その後、人間を抑圧、束縛するような形になりましたね。

若月　そうです。一八世紀から二〇世紀にかけての滔々たる資本主義の暴力に対して、プロレタリア階級の立ち上がりを呼びかけた彼の精神のもとが人間主義でないはずはありません。

その理論をドグマ化したり形骸化したりして、形の上だけの「階級闘争」にしてしまって、何でもそれでカタをつけようとしたのは間違いでした。真の人間社会には、そうでない複雑なものもたくさんあるんです。いちばんのもとである民衆の切なる声、人間のこころを忘れてしまったのではないでしょうか。私のように、こういう山の中に長くいて、農民たちと付き合っていると、つくづくそういう感じがするんですよ。

## ●ヒューマニズムと医療活動の原点にあるもの

大谷　若月先生は戦争中から今日まで、昭和の激動の時代から平成の今日まで五〇年以上もずっと人間主義に立つ「医療の社会化」の運動をやってこられました。私も先生の名声を昭和二〇年代からお聞きして憧れてきましたが、その間、いろいろな人が先生の理想に憧れて、この佐久の病院を訪ねて来て、また去っていったのでしょうね。先生自身はそれでも常に変わらず、農民の人たちと共に歩んでこられたのでしょうが、その間の先生のこころに残る人について、うかがいたいのですが……。

若月　私はずるい男ですから（笑）、なかなかはっきりいいません。しかし、いえない面もあるんですね。ひどい目にあって嫌いだと思った人でも、いい面がありますからね。そのいい面を活かしたいと思って、いろいろな人と付き合ってきました。ともかく、その場でつまらない喧嘩はしたくないんです。喧嘩して、だれが得するのかということです。その喧嘩で得するのは、たいていはとんでもない人、たとえば権力者とか大資本家とかなんです。大きな目で見れば、どんな人にも「いいもの」がありますからね。ところが、手を取り合って団結しようなどと大声でいう人たちにかぎって、往々にして小さな問題で喧嘩ばかりしている人がよくいるじゃないですか。

**大谷**　当面の自分の立場に引きずられるのでしょうね。子どもや孫の住む世の中の未来という視点に立とうとしながら、結局、そこに立てないところがあるのでしょうか。

**若月**　どうも、そうとしか思えないですね。

**大谷**　人間の弱さなんでしょうね。それにしても先生のところには、ずいぶんいろいろな人材が集まりましたね。そのなかで、先生自身のこころの支えになってくれた人もいたわけですね。

**若月**　私を指導してくれる優れた人たちがいろいろ来てくださいました。有難いことです。私とその人の考えが必ずしもピタッと一致しなくても、だいたい合うならば手を握っていかなければいけません。それができないくらいなら、どうして統一戦線なんて叫ぶのでしょうか。統一戦線を叫びながら統一しようとせず、ますます分裂している。自分だけが正しいといいたいんでしょうね。その気持ちもわからないわけではありませんが、現場にいる私はそんなことといってはいられません。カオス（混沌）のなかから何かを「作って」いかなくてはならないのですからね。

率直にいって、まだ、日本人にはシチズンシップ、市民意識がじゅうぶん確立していません。まして農村の地域社会でそれを要求しても無理な面が多い。それなのに、西欧的な市民意識を土台にしていろいろな批判をしても、そうはいかないですよ。

私は市町村長さんたちと一杯飲んで、くだらない話をして、それをとおして仲良くなるのです。地域医療の仕事は、そんな中から皆が納得のいくものをつくっていくしかない、という面もあるんです。この病院もそのなかで、内容の充実したものにしなくてはならないし、いいマンパワーも集めなければならないわけです。

自分だけで「一人よし」というわけにはいかない面がいろいろあります。妥協もします。そうした私の「ずるさ」は、いいところでもあるし、欠点でもありますね。私は自分の欠点をよく知っているつもりです。省みて恥ずかしいと思っています。

大谷　いやいや。

若月　病院の現場では、そういう面倒な人間関係なしに仕事はできないものですよ。でも私は、大事なものだけは失わないつもりなんです。では「大事なもの」とは何か。それをつきつめていうと、先ほども申し上げたような「センチメンタル・ヒューマニズム」ということになるのではないでしょうか。

それが、本当のヒューマニズムかどうか私にはわかりません。でも、私は、どうしてセンチメンタルがいけないかといいたいですね。センチメンタルだって、ロマンチックだっていいじゃないでしょうか。評論家には、そういうものがわからないかもしれませんね。

以前、私はある著名なマルクス主義者から「そんなセンチメンタルなことをいっていてはいけませんね」、と怒られました。でも、私自身、そんな男なんですよ（笑）。それ以上の何者でもない。だから大谷先生からこんどの「若月賞」制定なんていってもらうと、本当に嬉しいけれども、何ともいえないぐらい恥ずかしいことなんです。

大谷　私がその賞をいい出したのは、若月先生に励まされる人がきっといると思うからなんです。そして、いざ探してみると、その賞に値する人がいる。これまた嬉しいことですね。

若月　そうですね。人生のなかでいちばん嬉しいのは、そこですね。

## ●農村医学に取り組んだ長い道程とそのエネルギー

大谷　先生は長い人生のなかで、いつもずっと高揚してこられたわけですが、大きな変化をもたらしたエポックがあったと思います。そんな思い出をいくつかお話しください。

若月　若いときのことでいえば、学生時代に左翼運動をしていて検挙され、転向して無期停学を許されて復学して、医者の勉強を再開できた頃のことでしょうかね。

大谷　それは昭和何年頃ですか。

若月　一九三三（昭和八）年頃ですね。無期停学だというのを「お前、本当に転向するのか」と大学総長にいわれ、「はい、本当にします」といって一年の停学で済んだのです。そうしないと医者になれないので、やむなくそうしました。でも、そのときはそれでずいぶん悩みました。

大谷　そうでしょうね。それはもう大変なことですよ。当時の左翼人は国賊扱いでしたが、誇りがあったでしょうからね。

若月　その後、兵隊に行って衛生部幹部候補生になりますが、しまいに結核になって除隊となり、大学の医局に戻って外科の勉強を再開することになります。しかし、そこで軍需工場の労働災害に関して「某工場における災害の統計的ならびに臨床的研究」という論文を書くと、これが「左翼的論文」だということになって再検挙されます。そして一年間、目白署に留置されることになりました。そんなことがいろいろありまして、結局、一九四五（昭和二〇）年の三月、ちょうど終戦の半年前に、恩師の大槻菊男先生の勧めでこの佐久病院に来ることになったのです。
戦後はここで、左翼政党に集団入党を勧められましてね。これには困りました。それも「今すぐ入れ」というんです。有名な高倉テル氏がここに患者さんとして入院していましてね、医者の私を指導するんです（笑）。この人は弁舌さわやかで実に優秀な人でしたが、「集団入党」だけは御免被りました。「集団入党」はおかしいですよね。

大谷　われわれのように医療の技術で社会に奉仕する人間と、いわゆる革命家の人たちとは、多少、ニュアンスが違うのでしょうか。

若月　大違いです。

大谷　われわれは一所懸命に患者さんのお世話をしていれば、それなりに自分の社会人としての任務を果たしているという気持ちになりますね。

若月　何もなくても、何かきちっとした技術はほしいですね。この隣の部屋に『レーニン全集』がありますが、その中にゴーリキーが肺結核になったときに、レーニンが彼に宛てた手紙があります。そこでレーニンは、「わが党のヤブ医者にかかっては駄目です。彼らは革命の理屈はうまいけれど、医者としては駄目だ」と、カプリ島に療養に行くことを勧めるんです。ソビエトでも勉強しない医者は駄目だということですよ。

大谷　やはり、医者であるかぎりは、医者としての技術を一所懸命に勉強して社会に役立たなくては駄目ですね。

若月　そうですね。だから、戦時中も私は勉強はしました。いい加減な医者になっては駄目ですね。チャチな理論だけで医者になれるものではないですからね。今になっていうわけではないですが……。

大谷　いやいや、それは先生の人間としての原点ですよ。先生は外科医としても農村医学研究者としても、社会の文化活動家としても、医学思想の普及家としても立派だし、私らはそういう多面的活動を総合的にやった統一的な人格であるところに若月先生の偉大さがあると思います。

若月　ちっとも偉大なんかじゃないんです（笑）。

大谷　私は先生と似て何にでも興味をもちますが、先生にはそれぞれをこなす能力があって、私にはそれがないという点において決定的に違います（笑）。

先生の著作集には『菊池貫平』など、芝居の脚本までありますね。

若月　それは宮沢賢治先生の教えによってです。宮沢先生は、「農村に行って文化活動をするなら二つのことを守れ」と書いています。一つは「地主の立場に立ってはいけない、小作人の立場でやれ」ということ、そしてもう一つは「村では演説をしてはいけない、演劇をやれ」ということです。私はそれを正直に守ったのです。

大谷　あそこまで素晴らしいオリジナル脚本を次々に書き下ろしておられるところが、私にとっては驚きでした。その芝居を観たとき、若月の脚本だと聞いて、本当かなと驚きました（笑）。それで先生の著作集を見たら、そうした脚本が全部出ているので、さらに感激しました。最近は、書いておられないんですか。最後の脚本はいつ頃ですか。

若月　最後は、一〇年ぐらい前の『老母暁に死す』（『若月俊一著作集』第七巻に収載）ですね。

大谷　それは老人問題の芝居で、二、三年前に農村医学夏季大学講座で上演され、拝見しました。先生の『菊池貫平』をみると、先生の生き様と重なっていますね。

若月　それが、私のいんちきなところで（笑）、私が話したいことを菊池貫平の口を借りていっているだけなんです。そこは、井出孫六先生の書いた有名な作品とはちょっと違うかもしれません。私はここ佐久の農民運動家の一人のつもりだったんです。

大谷　菊池貫平が最後に去って行く場面で、何とはなしに若月先生の生き様と社会との関係がダブって見えてくるんです。先生は地域の検診活動をやったり、農民の外科手術をやったり、院長として病院を拡張したり、本当に忙しいのに、こういう脚本もお書きになっている。人間全体をみる思想があるのはすごいですよ。だから私はいまの若い人たちに、こうした先生の行動の美学を知ってもらいたいと思うんです。

若月　私は先生がおっしゃるような多才な人間じゃありません。私はむしろ変な男なんですよ。

私の特徴は「庶民性」があるということじゃないでしょうか。だから、酒も好きです。私は市町村長さん、農協組合長さんなんかと一緒に酒を飲みながら、くだらないことをいうのが大好きなんです。普通の院長は、そんなことしませんよね。

私は彼らと喧嘩したりして、彼らの嫌なところ、悪いところをよく知っていながら、それでも仲良くなってしまうんですね（笑）。

大谷　先生は国内の農村医学のほかに国際的な農村医学の普及もされていますが、英語の勉強も相当されたのでしょうね。国際農村医学会の事務局長をずいぶん長くされたでしょう。戦争中の高校時代はドイツ語を勉強して、フランス語、ロシア語もおできになりますよね。

若月　ええ、ほんの少し。

大谷　そこがわれわれ凡人との差ですね。

若月　いやいや、とんでもない。

## ●センチメンタル・ヒューマニズムで堂々と進もう

大谷　ところで、現代日本は経済大国といわれ、かつての時代に比較すると物質的には豊かになってはいますが、「精神の貧困」というのか、何か一つ大事なものが欠けていると思いませんか。

若月　まさに「精神の貧困」ですよ。これはもうはっきりしています。

大谷　形而上的というか、思想的というか、そうしたものがとにかく貧困ですね。

若月　それは明らかです。モノがあり余ってしかも心が貧しいんですよ。

大谷　そこで私など考えてしまうのですが、こういう時代状況をどうすればいいのでしょうか。この世の中でいま、われわれの拠るべき規範とは、誇りとは、いったい何なのでしょうか。

若月　これは難しいですね。

大谷　いま、私が悩んでいるのは、自分を動かすモチベーションはいったい何かということです。私もハンセン病のことを約五〇年やってきましたし、一九五二（昭和二七）年からは精神障害者のことにもかかわってきましたが、若い頃はモチベーションにあまり悩むこともなく、迷うこともなく、そういう人とともに取り組んできたわけです。ともかく、われわれがハンセン病や精神障害者の束縛された状況からの解放に努力するのはオカネよりも何よりも大事であると、考えてきたわけです。

ところが、最近は若い後輩の人たちなんかが、私を突き上げるくらいにそれをやることがない。弱者に対する運動なんて、一代限りでは困るんです。そこで私が考えるのは、私たちの「医療の社会化」運動の拠って立つべき共通規範は何なのかということです。マルクス・

エンゲルスの思想なのか、無神論なのか、キリスト教なのか、親鸞聖人《しんらんしょうにん》なのか、日蓮上人なのか、道徳なのか……。

精神障害者を地域に解放するとか、ハンセン病患者さんを社会に復帰させようとか、難病患者さんに対する社会の冷たい仕打ちに対して怒る原点は何なのか、若い人たちにわかりやすく説明したいのですが、そこで私がいえる拠り所を教えてください（笑）。

若月　先生の悩みは私も同じです。いまの若い人はヒューマニズムをばかにしている。人生の苦しみを知らないからでしょうかね。しかし、大谷先生はすごいヒューマニストですね。

大谷　いやいや、全然違いますよ。私はそこで悩んでいるだけですから。

若月　どうして、そういうセンチメンタルなヒューマニズムは軽蔑されるのでしょうか。貧しい者たちに何かを尽くしてあげようというのは、人間に共通するこころじゃないでしょうか。マルクス・レーニン主義も、社会主義もいいですが、いったい貧しい人と仲良くしてどうしていけないのか、そんな美しいこころはこの世にはないじゃないですか。

貧しい者だけではありません。いろいろな意味で傷ついている人、ハンディキャップをもってる人たちを扶けようという愛情をもつのは、ごく当たり前のことで、人間普遍の心情なんです。理屈じゃないですよ。

大谷　人間自然の本性ですか。ちょっと孔孟の教えみたいになりませんか。

若月　これがとっても大事なことだと私は思いますが、皆、これを軽視しています。同じヒューマニズムの立場の人からも、ずいぶん馬鹿にされました。「そんなのはセンチメンタリズムであって、科学的分析がない。階級分析がないから、かえって間違いを起こす。マルクス主義でも何でもない」と非難されました。

でも、理屈はそうであっても、現実は複雑です。いろいろの立場があって理路整然といかないことが多い。でも、とにかくハンディキャップを抱えた人を救おうという初心は基本的なものです。私はそれが大事だといっているんです。私は理論にのみ拘泥する姿勢こそが、人びとのこころの貧しさを進めたのだと思うのです。

私は大谷先生と同じように神様といったものを信じることができませんから、結局は自分のこころの問題だと思います。本当は神を信じたいですよ。信じられれば楽ですからね。

大谷　それは本当です。神様を信じて奉仕活動などしている人を私は尊敬していますし、実際、私がこころから尊敬している先生は皆一面、宗教家なのです。しかし、私自身はなかなか神様も仏様も信じることができないんです。

若月　私のような粗雑な頭ではこの世の中は難しいですね。神様が出てくるとすべてが解決してしまうんですがね。でも、神様を簡単に信じられない私たちは、やはり苦しいです。だけど、そこが本当の人間じゃないかとも思うんですよ。

大谷　最後に、社会運動家であり、劇作家であり、何より医学者であり、実地医師であり、地域活動家である先生を、八二歳の今日までたどろがせなかったものはいったい何なのかと聞かせてください。

若月　大谷先生には率直に答えなくてはなりませんが、実は何もないんです。私はそういう点では、愚かな悲しい人間だと思います。

そもそも、私は神仏を信じられない。ところが、その信じられないところに、人間の人間らしい何かを感じているんです。神を本当に信じている人は美しく、うらやましいかぎりです。でも、救われない私たちこそ本物の人間なのではないでしょうか。

ハンディキャップをもつ人たちに対して、私なんかは大したことはできません。そこでやっていることも、ほんのわずかなことです。それでも何か誇りみたいなものがあるんですね。それが私の支えなんです。

大谷　医学関係の人たちにも、誇りみたいなもの、そこまで考える、そういう気持ちになってほしいですね。私なんか、自分の子どもからも疑問を呈されて、その説明ができなくなってしまっていたんです。今日こうして先生にいろいろお聞きして、私も胸開かれる思いですが、私自身はやはり若月先生を仰ぎ見るだけのようです。

若月　とにかく私は生きています。まだ生きていくつもりです。私なりにね。救われなくても仕方がない。でも、そのなかに美しいものも若干はあるんじゃないでしょうか。人間は自分なりにやっていかなければならない。少しでもいいほうへ行くことですね。全部がいいなんてことはないと思うんです。それこそ神様じゃないですからね。

**大谷**　わかりました。長い時間、本当にありがとうございました。

**大谷藤郎**（一九二四年生まれ）対談当時、社会福祉法人藤楓協会理事長。厚生省公衆衛生局長、医務局長、国際医療福祉大学総長を経て、現在、国立ハンセン病資料館名誉館長。

**初出**　原題「農村医学の実践を基に地域医療の向上のためあくなき炎を燃やして」、『VITA』第九巻第四号、一九九二年、ビー・エム・エル発行、ダン社。大谷藤郎著『ひかりの足跡——ハンセン病・精神障害とわが師わが友』「4　ソ連解体にあたり若月先生に聴く」所収、メヂカルフレンド社、二〇〇九年。

# 「ヴ・ナロード」を求め続けて

鎌田　實
若月俊一

## ●「ヴ・ナロード」の精神がなければ本当の地域の医者にはなれない

鎌田　先生を称して、いろいろな人がいろいろな表現をしますよね。「信州の赤ひげ」なんて聞くと、ぼくはそのとおりだなと感心してしまうのですが、先生は「ヴ・ナロード（人民のなかへ）」という言葉をよく使われています。ロシアでいわれたスローガンですが、ツルゲーネフなどは農村に入って失敗してますよね。東京で生まれ育った先生が佐久という農村に来て、うまく農村に定着できたのはなぜか。その辺からお聞かせください。

若月　若いころ、私はマルクスボーイだったんです。マルクス・レーニン主義（レーニンをマルクス主義の真の継承者とする立場）を一所懸命勉強して、特にロシア的なものに惹かれていた。強く意識したわけではないのですが、ツルゲーネフのような作家にも惹かれていた。佐久（長野県南佐久郡臼田町）へ来た当時は、古臭い言葉ですが、「ヴ・ナロード」の運動がやはりいちばん基本的ではないかと考えていました。

レーニンなどは、ツルゲーネフのようなナロードニキ（人民社会主義者）を軽蔑してますね。やはり、科学的なマルクス主義でなければだめなんだと。私もはじめはそういう気持ちだったんですが、次第にマルクス・レーニン主義に疑問を感じはじめた。いわゆる「転向」なんです。考えてみれば、当時はファシズム（右翼独裁政治）の時代でしたから、左翼の指導者はみんな捕まってしまって、殺されてしまうんですね。どうもその辺が私は嫌でね。当時のような厳しい時代のなかで、政治を志すなら命がけでやらなければいけない。でも、私は命が惜しくてね。それで「転向」した。自分はずるい人間だ、もう政治家にはなれないと思いました。けれども、住民のなかに入って、住民と一緒に仕事をするということはできる、そういう意味で医者になったんです。医者になれば、何とか食べることもできるし、貧しい人、困った人にも多少何かできますからね。

確かにツルゲーネフなどを読むと、そこに出てくるナロードニキ（人民社会主義者）は全部失敗してますよね。ロシアのインテリ（知識層）がフランスなんかに行って、フランス革命を勉強し、それに比べてわがロシアはあまりにもひどすぎるという反省です。まだツァー(専制君主)の時代ですからね。農奴の時代ですから、何とか改革しなくてはいけないというので帰ってからみんな農村に入っていく。それが「ヴ・ナロード」運動で、レーニンはこれを軽蔑し、ツルゲーネフは失敗したけれども、私は住民のなかに入っていくことがいちばん大事だと思ったのです。いまの「住民運動」ですよね。私はそこに強く惹かれたんです。

当時のマルクス・レーニン主義への反発もあったかもしれません。自分たちの政党でやっているだけじゃないか。自分たちの勢力の拡大ばかりで、住民のなかに本当に入っていないじゃないかというね。いったい政党というものはそういうものでしょうかね。それで、佐久に来てからも、「ヴ・ナロード」という言葉をさかんに使ったんです。

鎌田　マルクスボーイではない、政治的な感覚の希薄な若い医者が、地域医療をやりたいと先生を慕ってたくさん佐久へ来られたと思うのですが、「ヴ・ナロード」という言葉そのままにスーッと入り込める人とそうでない人がいたと思います。誠実でがんばり屋だけれど、どうしても農村のなかにとけ込むことができないというような……。

若月　私のような左翼の経歴から医者になったという人は必ずしも多くないですからね。医者になる人はやはりインテリで、いわゆるエリートです。非常に勉強ができるが、中産階級のなかで、あぐらをかきがちなんです。技術的に非常にすばらしい人もいるし、それはもちろん尊敬に値するのですが、技術だけでなく何か、たとえば鎌田先生のような「やさしい心」みたいなものがないと本当の医者にはなれないのではないかと思うのです。

結局、医者とは何かということになるのですが、医者にとって「住民のなかに入る」ということが基本精神になるんじゃないでしょうか。やさしい医者ということは、地域住民と仲良くなるということですからね。地域とは一体何なのか、その住民はどういう生活をしているのか、ということをよく知らなければいけませんね。だから、鎌田先生がやっているような在宅ケアは非常に大事です。患者さんの家のなかに入っていく。これが「ヴ・ナロード」なんです。病院のなかにいたのではわからないことがたくさんある。その点を追求しなければ、本当の医者にはなれないのではないかと思うのです。

鎌田　ぼくは一九七四年卒なのですが、当時は卒業してすぐに地域の病院へ出る若い医者が少なかったもので、先輩や仲間から都落ちといわれまして（笑）。茅野の諏訪中央病院から医者がいないので誰でもいいから来てくれといわれて決心したときに、多くの人から「都落ちをするな」といわれたんですね。ぼくの世代でさえそうなのだから、先生が東京から佐久に来られたときには、いろいろあったと思うのですが。

若月　私が佐久に来たのは終戦の半年前、一九四五年三月のはじめでした。大学の恩師である大槻菊男先生から、「佐久に小さな病院があるが、そこの外科医を紹介するように頼まれている」ということで、私は話をいただいたんです。大槻先生は天皇陛下の侍医でしたが、ふしぎとマルクスボーイの私をかわいがってくれましてね。一般には知られない情報にも通じており、「東京は、今に焼け野原になるよ。官憲は君をにらんでいるらしいから、東京を離れたほうがいいよ」とすすめられたのです。特に私が佐久の農村を選んで来たわけではないんです。

でも、私の両親も農家の出身ですし、私自身も旧制高校は松本ですから、農村に違和感や抵抗感はまったくなかったですね。鎌田先生と同様「おまえ、いよいよ都落ちだな」ともいわれましたが、当時、東京帝国大学の医学部を出た人たちは、誰も彼も教授になりたいような人ばかりでしたからね。私はそんなところに残りたくなかったし、今いったようにロシアのツルゲーネフなど読んでいましたから、農村に入っていくことにたいへん魅力を感じた。むしろ、勇んで佐久に来たというのが本当のところじゃないですか。

佐久に来てまもなく終戦です。時代がガラリと変わった。そこで私は、戦後真っ先に、皆がまだポツダム宣言の内容もよくわからないうちに、医療の民主化を唱えたのです。そして、この山のなかで私がはじめて労働組合をつくった。それに対して、頑強な農村の保守の連中から、「あいつはアカだ」と非難されました。ですから、佐久に来てから嫌な思いをしたこともずいぶんあったわけですが、私としては、農村で働くことにある種の喜びと誇りを持っていたことも事実で、東京の連中にいわせれば、「都落ち」ということになるのでしょうが、そんなことは気にもしませんでした。

## ●マルクス主義には多くを学んだが人間はイデオロギーだけでは理解できない

鎌田　先生はご自分をマルクスボーイだとおっしゃいますが、ぼくはマルクスボーイというよりは、どちらかというと唯物論的ではあるのだけれど、唯物論そのものではなくて、精神の実存を信じているような気がするのです。活動や言説から、精神というものをすごく大切になさっていると感じるのです。

ぼくがちょっと興味を持っているルドルフ・シュタイナーという教育学者は、人間には五つの徳があるという。勇気と寛大と節度と正直と公正さですが、彼はさらに自然の徳を超えて、超自然の三つの徳に言及しています。それは信、愛、希望です。その三つと先の五つと何が違うか。信じることも愛することも希望することも、「○○にもかかわらず」だというのです。○○だから勇気が必要だとか、○○だから寛大さが必要だという徳ではなくて、皆が違う考えでも、「にもかかわらず」自分はあの人を信じるとか、自分はあの人を愛するとか、「にもかかわらず」希望を持つということが大切だというのです。

先生をみていると、大学の同級生たちが地方の医療なんて見向きもしない時代、もっとも今もあまり見向きもされませんが、先生はあの時代に「にもかかわらず」地方に出た。そして、医者は偉くて病院のなかでふんぞり返っている時代のなかで、「にもかかわらず」村のなかへ入っていった。裏切られたこともおそらく何回もあったろうが、一貫して農民を信じ、そしてどんなことがあっても農民を愛し、農村に常に希望を持ち続けてきたのではないかと思えるのです。先生の総長退職の講演会を聞かせていただいて、そんなことを感じたのです。

若月　ありがとう。

鎌田　とても感動したのですが、やはり先生は「にもかかわらず」五三年間、一貫して農民を愛し続けてきた。そして、工業化や過疎化のなかで崩壊しようとしている農村に、今でも希望を持とうとしている。何か、マルクス主義というよりは精神を大事になさっていて、だからこそ農村のなかでやってこれたのではないだろうか。単なる唯物論者だったら、たぶん農村のなかで生きて来られなかったのではないでしょうか。

若月　そうかもしれませんね。私はマルクス主義から多くを学んだし、医者ですから当然唯物論的です。しかし、基本的にはリアリズム（現実主義）でしょうね。でも、単なるリアリズムだけでは人生はわからない。私が考えてきたのは鎌田先生と同じで、「人間とは何か」という基本的なテーマです。マルクス主義というのはイデオロギー（観念形態・思想体系）ですからね。もちろんイデオロギーは大切ですし、これに対する尊敬は今でも強く持っていますけれど、それだけではわからない面もある。もっと大事なものがあるわけですよね、人生には。その点で私はマルクス・レーニン主義から「転向」したといってもいい。「愛」とか「命」とか、そういうことで自殺を考えるほど悩んだわけですが、イデオロギーだけでは片がつかないんですね。「いったい人間とは何なのか、イデオロギーだけではない何かがあるのではないか」というようなことは、マルクス主義の学生時代から感じていたのです。

## ●農民は医者にかかろうとしないから地域と医療の民主化が最優先の課題だった

鎌田　先生は画期的なことをたくさん実行してこられましたが、その一つとして日本ではじめて、終戦直後に病院給食を開始していますす。「メスでどれだけの患者さんを治すか」という視点を持つ外科医から、そういう発想がなぜ生まれてきたのでしょうか。

若月　昔は入院するとき、患者さんがそれぞれ米俵を背負ってきて、調理器具も持参して、病院のなかで炊事をしたものです。しかし、それでは火事の危険もあるし、衛生面でも問題がある。やはり食事はいちばん大切ですからね。これは何とか保険で心配しなければいけないと思ったんです。

鎌田　ぼくは勝手に想像していたのです。貧しくてお米も持って来れない人もなかにはいて、先生は平等という意味でそういうことをなさったのかなと。

若月　もちろんそれもありました。当時、食糧事情は最悪でしたからね。東京から疎開して来た人たちは、とりわけ悲惨な生活をしていた。ですから、食事を保険という公の立場で供給するというかたちをつくらなければいけないと考えました。

私自身、病院の車で、往診のふりをして、「闇米」を買って歩いたものですよ（笑）。後で聞いたら、警察もみんな知っていたそうですが、大目にみてくれていたというんです。今の老人の福祉の問題と同じかもしれませんが、あの食糧の悲惨な状態は患者さんの個人的な努力では解決がつかないんですね。患者さんのなかに入っていった私たちには、そういう実状がよくわかるのです。そこで、医療保険の給食という方法をめざしたのです。

鎌田　給食一つをとっても非常に民主的ですよね。先生が病院の民主化を重視したから佐久総合病院が伸びてきたのではないかと思うのですが、具体的にはどうやって……。

若月　私は元来外科医ですから、外科の仕事を朝から夜遅くまで……。あのころはこんな山のなかへ来てくれる医者もいなかったので、たった一人で一所懸命働いていましたけれどもね……。やはり、住民に対する愛情ということが私の医療の基本だったのでしょう。だから、ああいう努力ができたのだと思います。それはイデオロギーではない。農民を階級という概念でとらえるのではなく、個々の人間として、この社会に生活する自分と同じ人間だと考えた。「皆と一緒に」という気持ちでした。

鎌田　先生は、貧しい人も差別をせずにきちっと診なければいけないと常におっしゃっていますが、そのためには、やはり地域の民主化と院内の民主化、両方が必要だと思うんです。院内の民主化でいえば、医者がヒエラルキー（ピラミッド型の階層組織）の頂点に立つという図式が長くありました。医者は一段高いところにいたわけですが、八ヶ岳を挟んだ茅野の地から佐久をみて、私はちょっと違っているなという感想を抱いていました。看護婦と医者の関係とか、何かよその病院とちょっと違うと思っていたんです。それはどうでしょう。

若月　そうですね。確かにそうです。あのころの医者は農村なんかには来なかったし、農村を軽蔑していましたね。今のように「地域社会」というような考えはありませんでした。何よりも全国に「無医村」がたくさんありましたからね。貧乏な山のなかなどに、医者が来るわけがない。だからこそ私は来たんですがね。当時の医者の考え方とは正反対のことをやった。

私がさまざまな農村医療活動を始めると、多くの医者はそれを軽蔑したものです。たとえば、往診を大切にして地域のなかに入っていきますね。すると、「戦争が終わったら、蕎麦屋でも出前しないのに、医者が出前するとは何ごとか」といって牽制する。そんな特別サービスをやるのはおかしいというのです。万事、こんな具合でした。

鎌田　佐久には昔のすばらしいフィルムがいっぱい残っていますよね。先生たちが戦後間もなくのころ、馬車だとか古い車に乗って、各農村を検診して歩いたり、往診して歩く。あれを見て、ぼくはとても感動したのですが、当事は軽蔑されたわけですか。

若月　そうです。しょうがないやつだと医者たちは非難した（笑）。私が佐久に労働組合をつくり民主化を唱えても、「あいつはアカだからね」と、そういう感じでした。

当時は、医師会からもあまりよく思われていなかったようですね。

鎌田　当時、佐久地方は、信州のなかでもそれほど豊かな地域ではなかったはずですよね。そんな寒村でユートピアに近いような医療が実現されていったわけです。国民の健康権などというものは憲法でうたわれているだけでリアリティのない時代のなかで、医療の社会化によくも着手できたと驚くばかりなのですが。

若月　「医療の民主化」は最優先の課題でした。いつでも、誰でも、どこにいても、人間として必要な医療を受けられる社会をつくらなければという基本精神を持って、ここで活動を始めたわけです。

## ●お金がなければ医者にかかれない住民　人間関係を紡いで民主化をはかる

鎌田　国民皆保険ではなかった当時、お金がない人はどうしていたわけですか。

若月　医者にかかれないのです。また、住民自身も医者にかかろうとはしなかったのです。ですから、われわれ医者は、患者さんが死にそうになってはじめて往診を依頼される。それを「医者をあげる」というんです。「芸者をあげる」と同じで、庶民にとってはとても贅沢なことだったわけです。「農民は生かさぬように殺さぬように」という徳川時代の封建制の精神を引きずっているとでもいいましょうか、住民自ら人間らしい生活をしようという気持ちを「抑えて」きたということで、これはたいへんなことだと思いました。

以来、私は「医者にかかろうとしない精神」を社会的「潜在疾病」と呼び、それとの闘いを農村医療における最大のテーマとしたのです。封建主義との闘いです。

鎌田　ぼくは医学部受験の年のひと夏を八千穂村（長野県南佐久郡）で過ごしたことがあるんです。

若月　どうして八千穂村を選んだのですか。

鎌田　まったくの偶然です。そのとき、村でお世話になった方から、若月先生の話を聞いたのです。かつては貧しい村でたくさんの人が死んでいったが、若月先生が来られてから村は変わったという話でした。このことは私にとって原体験というか、単に「医者になりたい」から「どんな医者になりたいか」、具体的には「若月先生のような医者になるには」を考え始めるきっかけになるのですが、八千穂村がそういう村だというのを知らないで行ったのですから、ふしぎなめぐり合わせですね。

一九七八年のWHO（世界保健機関）とユニセフの呼びかけで、旧ソ連のアルマ・アタに集まった一三〇カ国の代表が、地球上のすべての人びとを健康にしようというアピールを採択した「アルマ・アタ宣言」では、住民が健康になるための三項目に、住民自身の参加、自助、自決をあげ、この三つがないと、その地域の人たちは健康で幸せになれないといっています。

八千穂村で偶然先生の話を聞いたとき、この村では住民自身が医療に参加し、自助しているという感じを持ちました。また、医者たちが決めて与えるのではなく、どうも村の人たちがいろんなことを決定しているふうなのです。「アルマ・アタ宣言」を読んだとき、若月先生は三〇年も前から、この宣言どおりのことを、当たり前のようにしているなあと思いました。若月俊一を手本にしてきたぼくらも、住民の参加、自助、自決のキーワードは、頭のなかのお題目ではなく、体のなかにしみ込んでおり、すでに肉体化していると、「アルマ・アタ宣言」を先取りしてやってきた自分たちがちょっとうれしくなったことを覚えています。

たぶん先生のいちばんの功績は、住民自身が考え、参加し、行動していくなかで自らの意識を変えていくきっかけをつくったことではないかと勝手に思っています。

若月　そうかもしれませんね。私自身が何もかもやろうという気はありませんでしたから。当時の八千穂村の井出幸吉村長は、「アメリカの兵隊が日本に入ってきて威張っているのはおかしい、あいつらは日本の国を何と思っているんだ」というようなことを平気でいうようなおじいちゃんでしたが、とてもお酒の好きな人で、よく私と一杯やりながら話し合ったものです。そんな人間的な付き合いのなかから、「全村健康管理」も生まれてきた。彼がいたから実現できたともいえるのです。住民が封建的と先ほど申し上げましたが、なかには進歩的な考えの人もいたのですよ。

鎌田　人間関係を紡いだことが、医療の民主化、地域の民主化を実現させる一つの力になった。

若月　かもしれませんね。井出村長さんと私はとても話が合ったのですが、まず確認しあったことは、健康保険を村のなかでどんどん発展させようということでした。当時、保険は「窓口支払い」だったのです。保険だから後から支払ってもいいわけですが、徴収不能になったら村が困るから、窓口で払ってもらうというシステムが一般的でした。これについて反対をしたのが私と井出村長でした。

鎌田　それは、結局貧しい農民が医療を受けやすくするための闘いだったわけですね。

若月　そうです。それでは現金のない農民は医者にかかれないわけです。だから窓口支払い絶対反対というのが私の意見で、それに井出村長が大賛成し、村会議員を引っ張って何度も県に反対の陳情に出かけたものです。しかし、結局それはうまくいかなかった。だって国で決めてしまったのだから、県でやろうとしてもだめだというんです。まあ、いま考えれば、それでは保険制度はやっていけなかったでしょうね。だんだん厳しい時代になりました。

## ●地域とは人間的なつながり　宮沢賢治の影響で村の演劇をはじめる

鎌田　先生は「桃色人間」だと自称もしているので、女の人が好きなのは間違いなさそうだけれども（笑）、男の人も女の人も、人間がきっと好きなのだろうなと思うんです。

若月　人間が好きなんだといわれれば、それはそのとおりでしょうね。病院の職員とは、男女を問わず仲がよかったですよ。お酒を飲みながら、毎日夜遅くまでよく話しましたね。世間のいろんなことを語り合った。

鎌田　先生が堅物のお医者さんだったら、そんな語り合うことなどできないでしょう。ましてや、農村演劇などもしなかっただろうと思うんです。医療者でありながら、医療のなかにそういうものを引っ張り込むことができたのは、先生が自称「桃色人間」だったからだと、ぼくは勝手に解釈しているのですけれども。

若月　私が演劇に力を入れたのは、宮沢賢治の影響です。賢治は若いころ、「村で文化活動をするなら、演説をしてはいけない。劇をやりなさい」といっている。これはすばらしい教えですね。鎌田先生も劇だけではなく、音楽をやったり、幅広く文化活動をやっておられますけれども、特に演劇は世間から理解してもらえる。さらに、日常の問題を取り上げた劇を、住民自らがつくり、そのなかで自分たちの気持ちを出すうちに、自然に地域のオピニオン的なものが形成されていく。これがすごく大事だと思ったんです。

今日の「地域医療」問題にもかかわってきますね。地域とは一体何なのか。今日の市町村自治体がそのまま地域ではないんですね。自治体が自治じゃない。もっと幅広い、人間的なつながりが必要でしょう。最初にお話しした政治の問題と同じですよね。政治団体が政治のことばかり考えて、住民のことを考えていない。同じように、どうも医者にもそういう傾向がある。専門的理屈だけをこねていれば、いつの間にか民衆から離れてしまいます。そういう点で、私は劇をするのはおもしろい、大切だなと思った。たとえば、八千穂村で全村健康管理と衛生指導員（保健リーダー）を始めたときですね。

鎌田　長野県のヘルスボランティアの健康保健指導員は、先生のところからスタートしていますね。

若月　そうだったと思います。そのときにも演劇をやっている。村の現状を住民自らがお芝居にして演じたんです。私ども病院の者がつくったのではだめなんですよ。村の現場の人がいちばんよくわかるわけです。それは理屈ではない。人間って理屈どおり動きませんからね。鎌田先生の最初の問いにも答えたとおり、若いころから「民衆というのはなかなかそんな一筋縄ではいかない。われわれが頭で考えたものとはちょっと違う」という実感がありましたね。現実はもっと複雑で混沌としているものなんです。意識に出ないコンプレックス（抑圧精神）だってあるし。

ですから本来、地域とか家庭という言葉もうかつに用いてはいけない。たとえば在宅ケアというけれど、家庭というものだっていま崩壊している。どんどん変わってきているわけです。その現実をつかまないで家の議論をしていると、いつの間にか現実から浮き上がってしまうのではないでしょうか。

## ●病院を皆に開放する「病院祭」医療者が演じるということ

鎌田　地域や院内の民主化を進めるうえで、先生はお酒の力を上手に利用してきたのではないかと思うのですけれど、どうですか。

若月　そのとおりです。ですから、私はお酒で、ずいぶん体を壊している。私自身はあまりお酒好きじゃないんです、本当は。内緒ですけれど（笑）。家族の者に聞けばわかるけれど、私は家では酒を飲んだことはありません。お正月のお屠蘇《とそ》くらいです。だけど、皆と話をするときは、いくらでも飲みますけれどもね。独りで飲む気はしないんですよ。

鎌田　そうなんですか。佐久総合病院ではなくて、サケ総合病院といわれるくらい（笑）、皆でお酒を飲みながら未来を語り合ってきたというところがあるでしょう。

若月　そうですね。お酒の力を借りれば、お互い話がしやすいじゃないですか。

鎌田　戦後間もなく「病院祭」を始めてますね。なぜそういうものに取り組んだのですか。

若月　それは鎌田先生と同じ気持ちですよ。病院を皆に開放する。開かれた、住民と結びついた病院にしないとだめだということですね。町が「お祭り」をしていれば、病院も知らん顔をしていないで一緒になって騒ごうと。住民と一緒に楽しむ機会を持つことはとても大切ですからね。

私はとにかく、まず病院を開放したい、皆に見せたいと思った。昔の病院は、スリッパ持参でなければ入れないところでした。私が靴のまま入っていいといい出したら、病院の内部からも反対が出たくらいです。「病院のなかに靴のままで入るなんてとんでもない。不潔じゃないか」と。

鎌田　要するに村の人がいつでも来やすいように、来やすいようにと改革をしてきた。

若月　そうです。その気持ちです。ついこの間まで病院はスリッパで、下足番がいたものですよ。しかし、不潔を楯にとって、病院を一段高いところに置いてはいけない。少しでも住民が訪れやすいようにしておく必要があるんです。

鎌田　病院祭も、院内の民主化、地域の民主化に関係していますか。

若月　もちろんですよ。地域と住民との結びつきが「祭り」ですから。鎌田先生の在宅ケアも、住民の生活を理解するために必要なんですが、お祭りで一緒になって騒ぐことも大事ですね。

鎌田　先生は病院祭に住民を招待するだけでなくて、地域の祭りにも出て行きますよね。ぼくも祭りが好きで、七年に一度の「御柱祭」（諏訪大社の大祭）ではワイワイやって、御柱に乗せてもらうんです。やはり、院長が乗ったりすると、町の人や村の人は喜びますよね。そういうことって大事だと思うんです。

若月　地域住民のいろんな催し、喜びや悲しみを一緒にね……。それはずいぶんおかしな変なこともあるんですよ。理屈に合わないこともあります。けれども、住民のなかに入っていかないとわからないしね。

鎌田　お酒はそんなに好きではないけれど、皆一緒という舞台をつくるために飲んできたというお話を聞いて、もしかすると、医療も演じることが必要だと気づかれたのではないですか。

先生は演劇を医療のなかに利用なさった。私も先生の真似をして、地域で何かあると職員たちがシナリオをつくって、痴呆性老人問題だとか、ターミナルケアの問題だとかを演じてきた。

当初は、住民にわかりやすいかたちということで芝居という方法を選んだのでしたが、何回かやっているうちにとてもおもしろいことに気づいたのです。医者や看護婦は、医療の現場で「演じる」という重大な役割を持っているんじゃないか。つまり、治療の過程で医者や看護婦が上手に演じることで、患者さんに勇気や希望を与えることができる。芝居をつくりながら、彼らはそのことを学んでいるのではないかと。先生の真似から、ぼくたちはちょっと違う副産物も得たような気がするんです。

若月　それはいい話ですね。同感です。きっとそうだと思いますよ。地域住民と一緒にということでは、祭りもいいし音楽だっていい。けれども、住民の生活実態を映すものを、一緒にとなると、演劇がいちばんいいと思います。いろいろな意味でたいへん勉強になりますね。

**●地域は単なるイメージではない　地域の向こうに一人ひとりの生活と暮らしがある**

鎌田　一九九九年に行われた総長退任の記念講演「母なる農村に生きて」でも、ひたすら農村の崩壊を心配されていましたよね。ご自分の最終講演で、これまで何をやってきたかということを一切羅列しないで、このテーマで押し通されたのはどうしてなのでしょう。

若月　私は非常にセンチメンタル（原意は、感傷的）な男なんですよ。理論的ではない。医学というものは、科学――サイエンスですから、どうしても理論的になるのは仕方がありません。けれども、医学を住民にサービスするときには、サイエンスだけではだめじゃないでしょうか。そこのところがごっちゃになっているんですね。

鎌田先生の「病院論」を読ませていただきましたが、ご指摘のように二つの面がありますよね。まず、進んだ医学とか医療を住民に与えること。これは基本的なことです。しかし、地域の第一線では、夜中でもすぐに患者さんのところにとんでいくことのほうが大事なのです。二四時間、いつでも、どこでも、誰にでも――誰にでもというのは、貧乏な人にもということですが、その点が抜け落ちてしまっている。地域医療という言葉がはやっていますが、地域とは一体何かを真剣に考えていないんじゃないか、と。地域は単なるイメージではないのです。そんな危機感が私のなかにありましてね。地域の向こうには、人間の、一人ひとりの生活と暮らしがある。そこをきちっとみつめなければいけないじゃないか、と。

鎌田　先生は「母なる農村」をいまどのようにみてらっしゃるのですか。佐久総合病院のキャッチフレーズが、いつのころからか「農民のために」から「農民とともに」に変わっていて、先生は言葉の使い方に敏感だから、明確な理由があるのだろうと思いましたが。

若月　私の最初の命題は「医療の民主化」でした。いつでも、どこでも、誰でもが、医者にかかれる。また、医者もそのニーズに応じるということですね。かつての農民は、封建社会の実質的な最下層で、医者にかかることは贅沢だった。文化的にもまったく遅れていて、封建制の犠牲者だった。

しかし戦後、高度経済成長期を経て、生活の質は向上し、いまや中産階級になっています。もちろんそのなかに封建制は残ってはいますよ、かたちを変えて。そこは大きな問題で、農民の真の発展の妨げになっているのですが、しかし、所得だって、都会のサラリーマンに負けないくらいにレベルアップしてきたのは事実です。そして、さらにそうした中産階級が、揺れ動いているわけです。支持政党だって、あるときは自民党、あるときは社会党であったり共産党であったりする。そうなると今後、農民のニーズが変わるかもしれない。私どもが考えたことと違ってくるかもしれない。しかし、それは農民が決めることであって、私なんかが決めることではない。

ですから先のことは、私などよくわからないんですよね。わからないけれども、世のなかを動かすのはおそらく中産階級的な、庶民の力ではないでしょうか。デモクラシー（民主主義）は多数決ですからね。これは何も日本だけのことではなく、国際的にそうであり、グローバリゼーション（地球規模）がキーワードになるかもしれません。世界を大きく地球的に考えなければ、これからの食糧問題も農業の問題も環境汚染の問題も解決できませんし。

鎌田　先生のいまのお話のなかにニーズという言葉がありました。これとディザイア（要望）という言葉が、たぶんキーワードになるかと思うんです。八千穂村の、たとえば全村健康台帳をつくるようなことは住民自身が考えたことではないでしょうから、住民の潜在的なニーズを先生が鋭い嗅覚でみつけだしたのだと思うのです。しかし、そういうことをやっているうちに、今度は逆にディザイア、つまり住民自身がこうしてほしいという要望を声に出すということはあったのでしょうか。

若月　もちろんありました。先ほど病院祭の話が出ましたが、八千穂村は今でも「健康祭り」をやっています。これは村がつくりだしたというより、むしろ住民がつくっているのです。これは非常におもしろいんですね。住民が健康管理活動をやると、衛生指導員が健康祭りを企画する。住民主導なんですね。ですから、これからもっといろいろな企画が出てくると思いますよ。

鎌田　地域からディザイアがたくさん出ることが望ましいですよね。

若月　そういうことです。それに、私どもがいろいろな提案をしますよね。それだって絶対ではないから、やってみてだめなら、どんどん壊れてかまわないわけです。

## ●日本には本当の意味のコミュニティがない

鎌田　これはぼくの勝手な持論ですが、地域医療というのはゲリラ戦（遊撃戦法）だと思うんです。海でいえばUボート（ドイツの潜水艇）のようなかたちで、地域をコマネズミのように自由に柔軟に動き回れるほうがやりやすいのではないかというふうに考えているのです。佐久総合病院は現在一〇〇〇床ですか？　一〇〇床のUボートではなくて、一〇〇〇床の「戦艦大和」（かつて世界最大の軍艦）を先生の超人的な能力でつくり上げてしまった。日本の地域医療の――何といいますか、リーダーホスピタルなわけですけれども、その辺、先生はどんなふうにお考えですか。

若月　結局、病院とは何かということになるわけですが、諏訪中央病院は組合立病院でしょう、市町村自治体が経営主体ですね。ところが、佐久総合病院の経営主体はＪＡ（農協）です。経営主体によってずいぶん違ってくると思いますが、地域社会というものはＪＡだけではだめですね。本来、自治体が基本なのです。

しかし率直なところ、まだ日本には本当の意味のコミュニティができていない。明治維新以来の絶対主義的な体制が強く残っていて、欧米の社会学者のいうようなコミュニティは、マッキーバー（アメリカの社会学者）的にも、羽仁五郎（歴史学者）のイタリア・ルネッサンス的にも、まだできていないのです。私の佐久の山のなかでの六〇年の結論の一つはそれなんです。答えだけをいいますと、日本にはまだ本当の意味のコミュニティはできていない。そうした現状のなかでの選択的活動だったのです。

鎌田　羽仁のいう「都市の論理」が、日本にはまだ構築されていない。成熟した本当の意味での「市民」もいない。そうですよね。

さて、もう一度病院づくりをするなら、やはり同じような病院をつくりますか。

若月　いや、そうとは限りません。全然違うかもしれませんよ。地域と時代によっても違うでしょうが……。いったいいまの日本の医療というのは何なんでしょうかね。厚生省は自民党内閣のもとで官僚として大きな力を持ち、われわれ医者を統制している。厳しい医療費抑制政策のなかで私どもはアップアップアップしている。また、健康保険制度も国民皆保険となってすばらしいと考えられているが、それは錯覚ですよ。問題は山積みでしょう?

医療費が年間一兆円ずつ増えるというが、これだけ医学が進み、老人が増えてくれば、それは仕方がないんですよ。それを一所懸命、医療費抑制政策ばかり……。もう病院だってひどいものです。どこでも患者さんを追い出してます、三カ月以上置けないようにしているんですから。私たちはそういう「統制」のなかに入れられている。医者の犠牲によって解決しようとしている。問題だと思いますね。医療費抑制政策がこれほどひどい国はないでしょう。

ですから、そういうひどい現実を抜きにして、どういう病院をと問われても、答えが出ないわけです。そういう現状のなかに私たちはいるんですね。

鎌田　一〇〇〇床の病院ができたのなら、先生の夢だった農村医科大学をつくっていただきたかったですね。逆に農村医科大学ができないのなら、一〇〇〇床の病院ではなくて、五〇〇床とか、もうちょっとバランスのいい病院でもよかったのかなと思うんです。

若月　そのとおりかもしれませんね。しかし、とにかく、いまの医学教育はなっていないから。

鎌田　そうなんですよね。実際にそのチャンスはあったのでしょう？

若月　自力で農村医科大学のようなものをつくりたいという案を出したのですが、政治的なことも関係してうまくいかなかった。まだまだこの国は保守的ですからね。うまくいかないだろうと知りつつ、あえて提案したのですがね。

鎌田　卒業していまある医科大学に残ると、どんなに素質のある感性のいい学生も、患者さんを大事にしない医者になってくるでしょう。

若月　そうですよ。

鎌田　先生のところで初期教育ができれば、ぼくは日本の地域医療はもっと変わったのではないかと思う。

若月　ですが、それができなかった。技術や学問のための大学ではなくて、患者さんのための医学を第一線の医者に教えるところ。もっとはっきりいってしまえば、古い政治的な関係に支配されない、自由な医科大学をつくりたいと考えたのですがね。

鎌田　先生や後継の清水茂文院長に、これから医者になろうとする人たちが数年接するだけで、若い医者の育ち方が違ってくると思います。ぼくは清水先生の感性が好きで、敬愛しています。清水先生の小海分院の仕事は出色です。あの空気を吸った若い医師たちは、幸せだったと思います。教育って大切ですよね。

若月　ですから、鎌田先生もご存じでしょうけれど、私はずっと以前から研修医制度の必要性を訴え続けてきたのです。だから、いまの研修医制度ができたときに、真っ先に佐久総合病院で始めているんですよ。けれど、やはりそれだけではだめですね。

鎌田　主流にはなれない？

若月　そのとおりです。

## ●第一線の診療所の真剣な仕事を地域の病院が支える

鎌田　先生は「崇拝という言葉は嫌い」とおっしゃいますから使いませんが（笑）、やはりぼくは若月俊一の本に触発されて信州に来て、八ヶ岳の反対側の茅野から先生の仕事をみて、真似をしながらやってきたつもりでいるのですが……。

若月　いやいや、とんでもない。

鎌田　そんなぼくなんですが、いくつか先生のやってきたことに疑問も持っていて、三年前でしたか、農村医学会でも申し上げたんです。やはり、農村医学会が厚生連関係者だけの学会であってはいけないし、若月先生に面と向かって意見をいう人は少なくなっているだろうから、ぼくはやはりいわないといけないだろうと思いまして……。先生はもう覚えてらっしゃらないかもしれませんが。

若月　厚生連のスクリーニング活動に関することですね、覚えてますよ。

鎌田　過疎の村の診療所では、佐久総合病院並のスクリーニングはむずかしいですよね。コンピュータを駆使して、あの値段であれだけの項目のスクリーニングは村の診療所ではできない。にもかかわらず、ぼくは、できれば村の診療所が中心となり、住民と一緒に考えながら検査項目を決めて健康診断をやれるようになるといいと思っています。検診を出発点に健康増進活動を進めていきたいという診療所の先生方の思いがこわされている。厚生連のスクリーニングが全県隈なく入り込んでしまうと、小さな村では地域の保健予防の芽が育たないから非常に困っています、と話しました。保健という領域を使った医療の全体化ではないのかと……。

なぜあの話をしたかというと、介護保険が頭にあったのです。小さな村が時間をかけて福祉を育てていかなければいけないときに、大手が圧倒的な物量をもって入ってくるとどうなるか。いっとき便利なような気がするけれども、本当の福祉の芽が育たないのではないかという危機感で、生意気な話をしてしまったのです。

若月先生だけは「鎌田君のいっていることには一理あるよ」といってくださって、「さすが、大きいなあ。ぼくのような若造の話に耳を傾けてくれてありがたい」と思ったのですが、スクリーニングに関しては少し評価のやり直しをしてもいいのではないか。スクリーニングが威力を持った時代は確かにあって、佐久総合病院が長野県に与えた影響というのは非常に大きいけれども、再評価をする時期に来ているのではないでしょうか。

**若月**　そのとおりです。あの時点ではあのような大きな仕事をやらなければならなかったし、農協の力が必要だった。しかし、それがすべてではありません。大切なのは、第一線の診療所の先生方が真剣な仕事を各地域でやることで、それが基本ですよね。そこに私どもが入ってもいいが、無理に押しつけをして、そのために地域の力を弱めてはいけない。先生のいうとおりです。

**鎌田**　茅野市の農協でも、佐久総合病院から来てもらってスクリーニングをやってます。ぼくたちの病院の保健婦や医者も応援というかたちで一緒に出て、事後説明会などでは協力させていただいている。茅野市くらいの規模になると、諏訪中央病院の地域医療と佐久総合病院の地域医療が競争し合うかたちもいいと思うんですね。どちらがよいサービスか競争してもいい。しかし、小さな地域では競争にならないですよね。

病院経営を考えるとき、採算性の問題は避けてとおれませんし、誰かが考える必要がある。ぼくはいつも思うんです。先生はいつも精神の自由をとても大切にされていますし、ぼくもまったく同感です。自由はお互いに認め合わなければいけない。しかし、経済のレベルまで自由を入れてしまうと、弱肉強食になってしまうのではないかという気がするんですね。経済を考えるときは友愛という視点が大事だし、法を考えるときは平等という視点を忘れないようにすべきで、何もかも日本は自由なんだからとか、日本は平等なんだからと履き違えてしまうと、何か地域が乱されてしまうという気がするんですね。小さな村の健康増進運動が自主独立して育つのを、やさしく見守ってほしいのです。大きなものが小さなものを踏みつぶさないことが、大切ではないかと思います。

若月　そのとおりです。だから、農村医学会であなたがいったことは正しかったんですよ。あれでいいんですよ。

鎌田　国保病院や国保の診療所の小さな運動、厚生連の医療運動が、競争しながらよりよいものになっていくことは大切ですが、場合によっては、守り合ったり、どちらかが後ろにちょっと引いて支えてあげるというような視点も持ちたいですよね。

若月　そういうことです。何といっても第一線がいちばん大切ですからね。それを守ってやらなくては……。大きな力でそれを圧迫してはいけませんよ。

## ●地域の実情をつかみながら弱いものを守り助け合う地域医療のセンチメント

鎌田　諏訪中央病院も佐久総合病院も複合体ですよね。老人保健施設も持っているし、在宅医療もやっている。佐久総合病院は長野県で最初に老人保健施設をつくった病院です。医療機関は複合体になったほうがよいという意見の一方で、その弊害を指摘する声もあるのですが。

若月　これは大きな問題ですね。時代によっても変わりますからね。地域の実情に沿うことがいちばんですが、いまや地域の考え方も変わってきてますから。これからは医療、保健、福祉は自治体が中心という建て前でしょう？　国は自治体に金を出さずに、責任だけ任せてしまうという……自治体は困っていますよ。今度の介護保険なんかみてください。市町村自治体の運営は大変ですよ。

鎌田　そういう厳しい状況下で、医療も福祉も一緒に、保健・医療・福祉、皆複合体にしたほうがいいのではないかという意見が多いのですが、ぼくは逆に複合体を完成しつつあるところはそろそろ複合体を解体して、地域に開かれたかたちにしていかなければいけない時期に来ているると感じているんです。もちろん早くやり過ぎれば、混乱をきたす。それによって生活をしている職員がいるわけですからね。そのバランスがむずかしい。強固な複合体をつくって、患者さんを自分たちのグループ内で行き来させるキャッチボールを始めてしまったら、これは非常にまずいことになるのではないかと思いつつ、そのバランスをどう舵取りしたらいいかと迷っているのですけれど、その辺はどうお考えですか。

若月　答えになるかどうかわかりませんが、やはり大切なのは地域の実情をつかんで、それに応じてやることだと思うんです。地域とは自治体だけではない。もっと広いものです。自治体を動かしているのは国や県なんですが、国や県がいい加減なのですから、院長自身の判断がとても重要になる。いまの段階ではここまでとか、ちょっと待とうとか、院長が決めなければならないですね。

　また、鎌田先生の地域と私の地域とでは、非常に似ていながら、違うところがある。先生の諏訪中央病院は自治体の組織だし、私のところは農協というような違いもありますし……。まあ、農協だけにこだわる時代ではないと思っていますが、それを一概にはいえないというのが本音です。だから、いつも地域というのは何なのか、それがどこへ動いていくのかを、日本全体の動きと同時に見極めていかなければならない。

院長という仕事はこれからたいへんですよ。先を読むことは非常にむずかしい。しかし、それでもうまくやらなければいけない。となると、私はまたセンチメンタルになってしまう。皆とうまくやらなければいけないから、ヒューマニズムが必要になる。ヒューマニズムだけでは解決できないと知りつつも、求めてしまうんです。

鎌田　先生は退職講演で「自分はおセンチなんだ」という表現をしてますね。ぼくには非常に端的でわかりやすかった。弱いものを守ることと助け合うこと、この二つが大事なんだということを何度も繰り返し主張なさいましたよね。

若月　ありがとう。そのとおりです。私はいまでもそう思っています。やはりそれだけに医療とか福祉は大事な仕事だと思うんです。弱いもの、傷ついたもの、怪我したもの、それから生まれつき体の弱いものとか……、それに、年をとれば誰だって死ぬんですから、生き物は。いつまでも丈夫ではないのですから。その「弱いもの」を助けるという「相互扶助」が、特にこれから必要になると思うんですね。

鎌田　複合体化の是非よりも、弱いものを守り、助け合うために必要なシステムは何なのか、時代を読んで選びとるということですね。

若月　そういうことです。その事態を読みながら、その場その場でうまくコントロールしていかなければならない。現実は地域によって違いますからね。しかしながら、全体の動きというものは、「人間だから」「人間として」という方向で決まるような気がしていて……。その辺はよくわかりませんが、それを私は人間のセンチメント（感情）でごまかしているんですよ。理屈ではないんです。

なぜならば、大衆というものはセンチメントで動いている。必ずしも理論で動いているのではない。汚い損得勘定もあるし、狭いエゴイズムもある。もちろん狡さもある。しかし、そのなかにすばらしい美しさもあるんです。そこのところを理解しないとね。

## ●住民の民主化ができなければ医療の民主化はできない

鎌田　先生は、ご自分を「インチキ男」と表現なさいますね。マルクスボーイから転向したお話のときにいちばんよく使われるけれども、それ以外のときにもおっしゃってますよね。

若月　つまり、私自身が人間とは何かをまだよくつかんでいないんですね。つかめないんですよ。人間の内部にある紛れもない狡さがすぐみえてしまうんです。いちばん狡さが出るのがヒューマニスティックな行為のなかですね。これははっきり出る。「人間をあたたかく抱えねばならない」「デモクラシーが大切」といいつつも、医療の民主化をやるには医療だけではだめですからね。住民の民主化ができなければ国全体、世界全体の民主化はできないから、本当の医療の民主化もできるはずがない。結局、ヒューマニズムでも理論でも解決がつかない。ここで嫌というほどわかったわけです、人間のインチキさ、そして自分自身のインチキさが。

じゃあ、「民主化」とは何なのか。センチメントですよ。住民が何を「要望」するかといったら、これは必ずしも理屈ではない。人間は自分では理論で動いているつもりでも、実際はセンチメントで動いていることが多いんですよ。むしろセンチメントをはっきり出したほうが、正直ではないかと思う。

鎌田　ぼくもそのほうがわかりやすいです。近年、「キュアからケアへ」とよくいわれますね。ぼくは病院の経営者として、病院である以上はまずキュアをしっかりやらなければいけないと思っているのですが、その辺のバランスはどうなのでしょう。

若月　「キュアよりケア」の時代になったと。まあ、それはそうでしょう。単なる医療がすべてではない時代になって、幅広い取り組みが必要になりましたから。ただ、そのことにはあまりこだわらなくてもいいと思うんですよ。いちばん大事なことは、私にいわせれば、弱いものを助けること。弱いものを助けるとはどういうことか。それは人間らしい生活をさせることですよ。では、人間らしい生活とは何かですね。本人の意見もありますから、一方的に押しつけることはできないわけですがね。

もう一つ重要なことは、在宅ケアが注目されていますが、ファミリーというものが壊れているという現実――ファミリーだけではやっていけないんですね。ケアという仕事はまったく個人的なものですが、この現実を前にして、どうしても公的に支えなければならない。

実は、ケアとか介護という言葉を使うのは好きではないんです。私は「面倒をみる」なんて言葉を使っているのです。何といいますかね、人には人間らしい生活をさせるという気持ちを与えなければしょうがない。これはセンチメントです。理屈ではない。だから、時間の問題をいい過ぎたり、お金のことをいい過ぎるのはいけないと思うんです。

とはいっても、現実には、時間とお金がなければ仕事が成り立たない。介護保険の問題として、今後、時間と経済がクローズアップされると思います。政府も厚生省も、市町村自治体も四苦八苦しています。何しろ、「安上がり」にやろうというのが主眼なんですから、たいへんです。お金がないんだから「安上がりに」、各自は「それ相応の負担を」……一応、理屈はとおっているようにみえますが、でも、それは政治経済上の理屈じゃないですか。われわれの考える介護は、「人を愛する心」が基本です。皆年とってくるのだし、皆死ぬんだし、誰だって病気になる。他人事ではないわけですよ。それに対して心を抜きにして、ただ時間と金だけでやるのはいかがなものか。医療費抑制政策という理屈を押しつけるのは問題です。

鎌田　ぼくのところは自治体の病院で、税金を払うわけでもないし、補助金の額も違うし、先生のところとは全然土俵が違う恵まれた状況のなかにあります。先生たちは全部自主独立でなさっている。そういう厳しい状況下、愛情を持ってよい医療やよい介護をしようということは並々ならぬことですね。

若月　そうですね。いまはこの厳しいシステムのなかで溺れかけてますが、それでは本当のケアは成り立たないと思っています。

## ●人間を信じたい　人間の歴史を信じたい

鎌田　今回、ご病気（腹部大動脈瘤破裂）で手術もされましたが、入院したことによって看護に対する考え方とか、何か変わったことはありますか。

若月　ありますねえ。いっそう人間的なものが医療には必要だと感じました。もちろん、技術も大切ですよ。技術で助かったわけですから。でも同時に、介護となれば、人間的なものが基本になる。センチメント――私は自分に対しても自嘲的にこの言葉を使っていますが、実はこれがとても大事なんですね。

鎌田　高齢社会が来て、医療や福祉を取り巻く状況が大きく変わろうとしているわけですが、医療のこれからはどうなっていくと思われますか。

若月　私としては、今のままではホープレス、望みなしじゃないでしょうか。けれども、そうでない日が必ず来るということもいいたい。それこそセンチメンタルな話なんですけれども、それほど人間は愚かではないと思うんです。今日、世界情勢は混迷していますよね。しかし、それでも世界は少しずつですが、民主的な方向に進んでいることも確かです。相変わらず戦争や紛争が絶えないけれど、大きな戦争はもうできなくなっている。

現在六〇億の人口が、二〇五〇年には九〇億になるといわれています。その大半は途上国の人口です。いまでも四〇億人は途上国ですからね。四〇億はバカにできない。いまはアメリカの経済が依然として好況を持続しており意気軒昂のかたちですが、やがてこうした「途上の」国々が声を上げる日が来る。一般の民衆が黙っていない時代になり、真の「民主化」がはじまり、「社会保障の時代」だって来るかもしれません。

それはまだずっと先のことで、その話をすると、ちょっとセンチメンタルになり過ぎてしまうんですが、私は人間というものを信じたい。人間の歴史を信じたい。そういう日が来ると思いますよ。でなければ、このままではどうにもならない。もうグローバリゼーションははじまっている。地球的な視野で議論しなければならない時代なんです。医療についても日本だけで考えていてはだめかもしれませんね。

**鎌田　實**（一九四八年生まれ）対談当時、諏訪中央病院院長。現在、諏訪中央病院名誉院長、日本チェルノブイリ連帯基金（ＪＣＦ）理事長、日本・イラク・メディカルネット（ＪＩＭ－ＮＥＴ）代表。

**初出**「『ヴ・ナロード』を求め続けて」鎌田實著『命があぶない　医療があぶない』「第４章　地域医療のパイオニアをたずねて」所収、医歯薬出版株式会社、二〇〇一年。

# 人間のいのちと向き合う

住井すゑ
若月俊一

## ●医学と文学の接点

若月　私は、敗戦の直前に信州佐久に来て、以来〝農民とともに〟をスローガンにして農村医学に携わってきたわけです。住井先生も、ご主人の犬田さんが農民文学をやられ、農村イソップなどいろいろと童話をお書きになっておられます。住井先生は〝農業というのは母なる業〟だといわれますが、文学と医学にはずいぶん共通点がありますね。

住井　医学も文学も、物理学も、すべて哲学に統合されるんだと思いますよ。特に、文学と医学というのは、これはもう隣り合わせです。

若月　ほんとですね。両方ともまともに人間を扱うんです。
住井　そう、人間の生命をね。そういう意味で、物理学も人間の生命に帰着するんで、みんな志す所は同じですね。
で、先生、不思議でしょうがないんですが、人間は地球に存在することはいいことだというのは、公理になっていますよね。人間、地球に存在することはいけないとは、だれもいいませんね。
若月　はい。
住井　人間、地球に存在することがいいことだとする公理が通るなら、なぜ、軍備というものがあるのか、これは矛盾しますね。
若月　そうですよ。ほんとですよね。
住井　これ、どういうわけなんでしょう。人間が存在するのはいいことだから、存在するために文学という心の糧も必要だし、医学という人の生命をつなぐ事業も必要ですね。生命あっての文学、医学ですよね。
若月　そういうことですね。
住井　そこで、人間が地球に存在することはいいことだと公理として認めておきながら、各国が軍備を持っているというのは、国というワクがあるからなんでしょうか。

若月　そうだと思いますね。
住井　簡単にいえば、そんなワクをはずしてしまえばいいんですよね。でも、国というワクをはずしても、人間というのはいがみ合うものでしょうか。
若月　いがみ合うんですねえ、これが。困ったもんですよ。
住井　それはどうでしょう。人間というのは家の中でもいがみ合っているからね。
若月　そうですね。そして自民党の中でいがみ合ってるだけではないんですよ。革新政党だっていがみ合っているんですから。
　この人間のいがみ合いというのには、一つは運命的なものがたしかにあります。わたしどもの脳の中枢にご存知のとおり人間の本能がありますね。大脳生理学で本能の主なものを三つに分類すると、その一つが食欲、そして性欲、もう一つが、高等動物にみんなあるんですが、社会欲です。この社会欲は、自分たちだけでグループをつくろうとか、嫉妬《しっと》して相手をやっつけちゃおうとか、自分だけ偉くなろうとか、という欲望です。
住井　うん、うん。
若月　そういう本能的欲望が三つあって、その社会欲の中に先生のおっしゃられるいがみ合いが入るんですよ。悲しいことですがね。
住井　はあー。

若月　しかし、同時に、みんなで仲よくして一致しようという気持ちもあるんですよ。例えば、アフリカの難民についてはかわいそうだと思ってだれでも涙が出る。このこころは普遍的にだれにもあるんですけど、同時に、自分だけは別だというエゴの気持ちもあるんです。利他と利己。これはもう、運命的なものなのでしょうか。人間社会の一番大きな問題ですね。

住井　そうですね。

若月　それが本能として脳の中にあるっていうことですよ、大脳生理学では。

住井　でも、それは人間進化の過程で調整していける。

若月　だと私は思います。それが、人間のつくる新しい時代だと。

住井　それが人間の進歩、発展ですよね。

若月　はい、そういうことだと思います。ですから、先生のようなお考えと、今やっている私どもの行動などのしっかりした結合がなくちゃいけないと思うんです。

住井　そうそう。でもねえ、私、過去に私は適応したのか、あるいは千年先で適応するのか、どっちかで、現代的じゃないんですから（笑）。過去なら通用したかもしれない。人間がそういう国家体制をつくらない以前ならね……。

若月　しかし、私どもの中には、過去からずっと集積された文化的なものもありますしね。これをなんとか発展させて、軍備などしないで、恒久平和の道を行こうじゃないかという日が、必ず来ると思うんです。

住井　私もそう思う。それがなければ、今の仕事ばかばかしくてやってられない。

若月　本当ですね。原子爆弾の実験などとあんなくだらないことにたくさんの金を使ってねえ。地球を破滅させるしかないでしょう。意味ないですよ。

住井　だから、こういう資本主義的競争原理っていうものを、すっかり破壊してしまえば、どうなんでしょう。

今の入学試験と同じで、あいつが入ったら俺は入れなくなるというんで、相手を憎むようになる。

若月　そうらしいですね。

住井　ねえ、だから、だれでもやりたいことは、そのようにやれるという状況をつくればいい。

若月　そうです。

住井　いがみ合いはなくなりますね。

若月　そうだと思います。先生のお考えに私は大賛成です。そういう希望を持たなくっちゃいけない。

住井　私は、人間もあと二、三万年もしたらもう少し利口になってそうなると思うんです。千年や二千年ではダメだとも思う。

若月　急にはダメですな。

住井　千年単位じゃダメだわね。

若月　それこそ、時間がいりますよ。しかし、結局は差別のないデモクラチックな時代に、だんだんに歴史というものはなってくるんじゃないですか。

住井　さもなきゃ、人間が地球に存在することがいいことだということはいえない。

若月　いえなくなっちゃう。

住井　ええ、ええ、人間は地球に存在しない方がいいなんてね。

若月　そうですか、がんらいが少しオプティミスティック（楽観的）でしてね。ちょっと頭が変なんじゃないかと思っていたんですけど、先生の話を聞いてうれしくなりました。

住井　私はもっとおかしいですよ、ハハハ……。

若月　最近、終末論を盛んに唱える人がいるでしょう。今に不景気もひどくなり、第三次世界大戦が間もなく始まって、核戦争によって地球が破滅してこの世の中がなくなってしまうという主張です。

　ある種の学者や宗教家たちがさかんにそういうのですが、あの人たちは頭がいいから先を読みすぎる。しかし、私や大衆はそうじゃないと思うんです。大衆は「生きる」ことに命をかけています。私は、そういう点では先生と同じようにオプティミスティックです。

住井　ええ、ええ。

若月　私が、なぜこんなことをいうかといいますと、戦後、いろんなことがありましたけれども、あの悲惨な大戦が終わりをつげ、これで人類も再び戦争などすることなどないと思っていましたが、一九五〇（昭和二五）年になりまして、朝鮮戦争が勃発しました。そして、国連軍を名乗るアメリカ軍が一時窮地に陥ったとき、マッカーサーがトルーマン大統領に原爆を中国に落としてくれとたのんだそうです。そこで戦局を変えようというわけです。でも、トルーマン大統領は、これを拒否するとともに、マッカーサーを解任した。そこであの功績のあったマッカーサーが泣き泣き〝老兵は語らず〟といって本国へ帰っていったというのです。

広島と長崎に原爆を落としたアメリカが、朝鮮戦争では原爆投下をふみとどまった。トルーマン大統領は決して平和主義者ではない。けれども、アメリカ国内をはじめ世界の世論によって、そうせざるをえなかった。

住井　そうでしたね。

若月　それからまた、一〇年ほど経ってベトナム戦争が起こりました。フランスを継いだアメリカが、ホーチミン大統領の〝民族の独立ほど尊いものはない〟というベトナム人民の解放闘争を阻止しようとした。ところが、これがうまくいかず、逆に窮地に立ち、八万人ものアメリカ兵が戦死した。アメリカ国内も騒然となり、原爆を投下して戦争を有利に導こうという主張も出てきたそうですが、これもケネディ大統領がやらなかった。原爆を落とせば、アメリカは世界中の軽蔑の種になるわけです。最後には引き揚げざるをえなかった。原爆を一発も落とさなかった。落とせないんですよ。

住井　そうですね。落とせないんですよ。

若月　そこのところですね。国際的には、反核の運動も強くなってきた。やっぱり、歴史の中でこれは落とせないんですよ。決して落としてはいけないのです。

アメリカもソ連も自分の立場を有利にするために核保有をしてきましたが、世界の人びとはそれを許さなかった。どうしてもこれからは平和共存で行かなきゃならない、どうしてもそうなりますよ。

住井　私もそうだと思いますよ。同感です。

若月　先生も私も、大衆を信じている人はみなそういう意見ですね。いまの世の中、いろいろ分析をすると、まだまだ危機的な状況はたくさんありますよ。ですけれども、いまいった戦後の二つの戦争の例をとっても世界の人びとの願い、気持ちってものは、尊重しなければならなくなりましたね。

終末論者が唱えるように、いまに必ず第三次世界大戦が起こり、この世が破滅するかもしれないということだけをいうなら、若い人たちなんかは、「その日暮らし」の生活になっちゃいますよ。どうなるかわからないというのなら、今の感覚的なものだけを享楽すればいいじゃないか、という気持ちになります。

しかし、人間にはもっと大事なものがあるんだってことです。みんなで平和に「生きて」いかなきゃならない。そして、みんなで手をつなげば、やりとげることができるんですよ。

住井　人間は皆、生きていたいんだから。

若月　そうですね。生きるために生きているんですからね。

## ●医者という仕事

住井　ところで、商売としてお医者さんというのはおもしろい仕事ですね。

若月　いえ、たいへんな仕事です。しまったと思っているんですが(笑)。

住井　人間は命と向き合ったときはみんな正直になりますから、お医者さんには嘘をつかないでしょう。

若月　本当にたいへんな仕事ですよ。

住井　お医者さんは人間と付き合えますよ。お医者さんにはだれも嘘をつかない。

若月　しかしいま、人間をよく理解しない医者も多いんですよ。専門分化だけが進んで専門の知識で頭がいっぱい……。

住井　人間を理解していたのでは金にならないでしょう（笑）。

若月　それもありますね（笑）。

住井　だれも自分の職業を幸せだとか、いいとか思わないものだろうけれど、特にお医者さんというのはつらいと思う場合が多いでしょうね。

若月　多いです。

住井　とにかく病人が相手なんだから、いいことはないですね。おもしろいことはない。

若月　いやなことが多いですね。気を使えば使うほどね。いいかげんにやればいくらでもいいかげんにできますけれど、やっぱり先生の文学と同じですよ。厳しいですよね。

住井　深入りすればするほど奥が深いからね。

若月　そう、奥が深いですね。肉体と精神、遺伝と環境、生と死……。

住井　人間の生きている命と向き合う仕事というのはたいへんですね。やっぱり小説なんかも生きている人間と向き合う商売だからうっかりはできないですよ。

若月　医学は専門化が進んで、かえって人間全体を見る目がなくなってきた。専門のことだけが詳しくなった。文学がわからない私が文学を論ずるのはおかしいけれど、最近の若い作家は非常にうまい文章を書きますね。だけど心をうつ何かがないんです。非常にうまいなとは思うけれども。

住井　嘘を書いているから（笑）。

若月　何か真実性がないんです。

住井　ええ、そうそう。つくりごとですね。

若月　しかし、うまいことはうまいですね。医者にもそういう傾向があるのです。

住井　うまく見えても、つくったおもちゃのお菓子は食べられないのと同じでね。

若月　あまりかたちがうまくなりすぎて、本当の味がどこかに行ってしまった。かっこだけはいいんですけどね。

住井　でも、お医者さんという仕事はおもしろいですね。人間のあらゆる弱点をのぞけますからね。

若月　そうなんです。のぞくといってはおかしいが（笑）。

住井　だからある意味では罪な商売ですよ。人間の一番の弱点と向き合うわけですからね。

若月　それで、患者が医者を〝先生、先生〟というでしょう。ですから、ついいい気になってしまうんです。そこに医者というものの非常に危険性があるんです。自分を患者と別な人間のように思ってしまう。患者を一段高いところから見るようになってしまうんです。実は、同じ高さで見ないといけない。そうしないと本当の同情は出てこない。

住井　そうですね。だから自戒の精神がなければだめですね。お医者さんは思い上がるとだめですね。

若月　ですから、いま先生がおっしゃったように、いい仕事、尊い仕事なんですが、同時に思い上がって、ついあぐらをかいてしまうのです。

住井　本当に先生だと思ってしまう（笑）。

若月　患者のほうはそうではなくて、お世辞でいっているんですからね（笑）。

住井　先生だと思って先生といっているわけじゃないけれどもね。

若月　だから私は若い先生にいうんですよ。患者が先生、先生といったら気をつけろよと。

住井　先生といわれるほどのばかではない（笑）。

若月　そうです（笑）。

住井　でも、傍から見たら尊敬されてお医者さんくらいいい商売はないですね。

若月　それでも農家の人と一緒に酒を飲むでしょう。最初は「先生といわれるほどのばかでなし」で、おまえなんか世間知らずでだめだといわれているうちはまだいい。しまいには、「医者泥棒」という。おまえなんか泥棒じゃないかって。そうすると、こちらもさすがに怒る、ずいぶんインチキはやったけれど、泥棒はしたことないぞと怒るわけです。

今の若い大学出たての先生が、山の中の、例えば川上村の無医村に行くのに、手取りが月に一〇〇万円でなければ来ない。大学が若干、斡旋料を取っているかもしれない。しかし、一〇〇万は手取りですよ。

ところが、農家は、私のところは「三反百姓」です。臼田町には昔、「三反田」と呼ばれる地区があった。三反というと鉢巻して米価闘争を七年も八年もやって、まだ一俵二万円にならない。一俵が二万円としても、いま一反で一〇俵ですから、三反では年間の収入が六〇万ですよ。所得となるとこれから機械とか農薬とか肥料の金を引かなきゃならないから、その半分になってしまうんです。そうすると三〇万円です。所得としては一家五人で年間に三〇万です。ところが、若い医者が来て、月の手取りが一〇〇万ですから、医者なんか泥棒と同じじゃないか。それで「医者泥棒」っていうんだそうです。これには驚きましたね。

だから患者さんが、先生、先生といってもいい気になっているととんでもないことになる(笑)。「世間知らず」や「ばか」ならまだいいけれど、泥棒になってしまうんだから。でも、それが農民の本当の気持ちなんです。

住井　そうですね。

若月　そういう話を農民から聞くだけで、よくいってくれたとうれしくなって、また一緒に飲んでしまうんです。

仕井　そういう自分の職業をおもしろく笑って見られるようになれば大人ですよ（笑）。

## ●藤村の『東方の門』について

若月　先生、佐久の鯉だけはおいしいですから、見るだけでなく食べてください。とてもおいしいですよ。

仕井　私は長野は行かないところがないほどです。飯山とか中野まで行きました。部落を訪ねてね。

若月　ああ、そうですか。上田にも行かれました？

仕井　何度も行きました。

若月　小諸は？

仕井　小諸も行きましたし、懐古園にも行きましたよ。もう、長野から松本までね。

若月　私は旧制高校が松本でしたから。

仕井　そうですか。あの松本には小笠原さんがいて、図書館長をやっているときに何度も呼んでくれましてね。小笠原さんと二人で部落を随分と歩きましたよ。浅間温泉に泊まり込んでいたんです。
若月　そうですか。ええ、私も浅間温泉には好きな芸者がいましてね（笑）。
住井　『橋のない川』の一部、二部ができたときに、一番先に学校で使うっていってきてくれたのが、長野市の中学校の校長さんでした。「今度、うちの学校でこれを教科書代わりに使いたい」って。
　というのは、島崎藤村の『破戒』を使って部落問題を教えると、お父さんお母さんから「なんで、あんなもの教えるんだ」と、反対が出てくるっていうんです。
若月　ほお。
住井　ところが、「『橋のない川』はお父さんお母さんが喜んで読む。だから、これを読んでお父さんお母さん同士、学校へ来て話し合ってもらえれば、僕たち口を出さなくても同和教育ができる」って、いうのです。
若月　そうですか。
住井　だから、「『破戒』を使ったときには、もうさんざんやりこめられたけど、『橋のない川』なら僕たち手をこまねいていても同和教育ができるから、これ使わせてください」って、わざわざ牛久沼まで来てくださったんです。ですから、それがきっかけで長野へ行くようになったんです。

若月　ところで先生、あの『破戒』がドストエフスキーの『罪と罰』の翻案《ほんあん》じゃないかという噂をお聞きになりましたか？

住井　そんな話を聞いたことがありますね。

若月　当時、ドストエフスキーなどのロシア文学がどんどん翻訳されてまして、その『罪と罰』の翻案だという噂があったそうです。

住井　まあ、その善し悪しは別として、ただ、あれが部落解放運動には、関係しないことは確かですね。

住井　そうそう、だから部落の人は腹を立ててね、あれをいっぺん発売禁止にしたんです。

若月　それから、もう一つは、同じ藤村の『東方の門』です。

住井　『東方の門』、あれは小説じゃないですよ。なにをいおうとしたんでしょうね。あれが一九四三（昭和一八）年に『中央公論』に連載がはじまったときに、亭主があきれて、「藤村は、いったい何をいおうとしているのか」と腹を立ててね。

若月　確か、イザナギノミコト（日本神話に登場する男神）が出てくるんですね。

住井　そうそう。

若月　あのすばらしい『夜明け前』を書いた藤村がなぜあんなものを書くか、いまさら、なぜと思ったんです。それで私は若干藤村批判者になった。藤村をけなそうなんて考えていません。藤村が偉いのはよくわかります。ですけど、やっぱり、批判はしませんと。

住井　三分のペテンはあったんですよ。

若月　先生が私どもの病院に来られたときに、入院していた藤村の娘さんのお柳さんにお会いになったそうですね。

住井　お柳さんは、藤村の一番末っ子ですね。

若月　そうです、末っ子です。もう頭もダメになっていて、私がベッドに行って〝お柳さん〟と声をかけると、やっと目が覚めた程度です。

住井　婦長さんがね、院長が来たときだけほんの少し反応するといっていました。大事にしてくれる人はわかるらしく、「椰子《やし》の実」（作詞・島崎藤村）の歌をうたうと目が輝くと。これは若月院長が来たときだけに反応するんだといっていましたよ。

若月　患者はいろいろなことを一番よく知ってますからね。恐いですよ。ところで話はもどりますが、『東方の門』は文章もややこしく、持って回ったような言い方をしている。

住井　そうそう、有名になるほど文章がくどくなってしまって……。

若月　なんだか総理大臣の答弁を聞いているみたい。

住井　何かのハクをつけなければと思うんでしょうね。だから、作家というのは、無名のときに書いた作品がいちばん傑作なんですよね。有名になってはダメですね。

若月　とくに藤村はそういう配慮の多い人ですね。いろんなことに気配りして。

住井　一口にいって、藤村は女運の悪い人でしたよね。あの人の不幸はそこだと思います。

若月　実は私、何かに藤村のことを書いたことがあるのです。それは、藤村が一九三六年九月にブエノスアイレスで開かれた第一四回国際ペンクラブの大会に、有島生馬さんとともに出席したときのことです。これは有島さんから直接聞いた話にもとづいたものです。

じつは有島さんがこの佐久に疎開をしていて、私たち二人でよく酒を飲んだものです。そこで有島さんが私にこの話をしてくれたのです。あるとき、ドイツの作家が藤村のパリの宿舎へ訪ねてきた。そのときの通訳を有島さんがしたというのです。その作家がこういった。今度の国際ペンクラブの大きな任務は、まもなく第二次世界大戦が始まるから、ペンでものを書く人間としてこの戦争に反対することが基本的な任務だと主張したというのです。すると藤村は〝そもそも第二次世界大戦なんて、私はそんなものがあるとは信じません〟といったというのです。

ちょうど、その国際ペンクラブの開催される七月には、スペインの内戦が開始された。そして、フランコの反乱軍をイタリア、ドイツが軍事援助をしたため、人民戦線側は苦戦を強いられていた。国際義勇軍の参加などを得てすでにファシズムとの戦いが国際的に展開されていたわけです。それを聞いて藤村はびっくりしたらしいんですよ。で、最後に〝私はそもそも政治は苦手でして〟といったという。藤村は、「私は政治に弱いんです」といって逃げちゃったというんです。

住井　私は決して、藤村の悪口をいうつもりで有島生馬さんのこの話を書いたのではないんですけれども。この長野ではあまりにも藤村は神格化されていますからね。

若月　昭和一一年の段階で、戦争が見えないというのもおかしいですね。

住井　『東方の門』を先生もお読みになったでしょうが、まったく脱政治的ですね。

住井　そうですね。どうしてあんな風に変わっていったか、うちの亭主も不思議がっていましたが……。

若月　そうですか、やはりそう思っていましたか。

住井　こんな藤村ならってね……。

若月　とにかく復古主義ですよね。太古へもどるという幕末の尊王攘夷《そんのうじょうい》の思想に大きな影響を与えた平田篤胤《たねあつ》の精神でしょうかね。ともかく、戦争の真最中の時期に『東方の門』をお書きになったのですから……。そういえば『東方の門』という言葉も大げさですね。

住井　構成がおもしろくないですよ。小説というのは、面白くなければだめですね。基本的に面白いということは、感動させることだから。

若月　それが『東方の門』は押しつけですよ、とにかく。当時は戦争に大きな反感をもっていた私たちにはそう感じましたね。〝おれは大家なんだから〟と。まあそんなことは書いていませんがね。そうしたニュアンスを感じました。こちらのひがみ根性かもしれませんがね。

住井　日本の国柄そのものが、有名な人をなんとか自分の陣営に引き入れて使おうという、それも強いですからね。

若月　これを読みますと、軍部が藤村に南方へ行けっていっている。それを藤村は断っているのです。体も悪いし、いやだと断っています。そういう反抗、レジストはあったようです。

　藤村の娘さんがこの臼田町に嫁に来ていますが、そのご主人と私は仲がいいのです。それで、そのご主人からいろんな話を聞いたわけです。それによると、やはり藤村は、そのころ軍部のことは非常に嫌がっていたそうです。軍部の招きをなんとかかんとかいって断わっていたそうですよ。やはり、国際ペンクラブの大会に行ってスペイン内戦の実態を聞いてびっくりしたらしいのです。世界中の文学者が集まって大変な論議をしている。そして、当時のファシズムに対する危険もよくわかったらしいのですが、やさしい言葉で、妥協的なんですね。そこに、私は藤村のずるさを感じたのですが、当時の私の思い上がりかもしれません。

住井　当時、軍部はそういうものを書けと要請したんだと思いますね。野口雨情なんかもあれだけいい童謡をつくっているのに、皇室を非常に尊敬したようなものを書いているんです。

野口雨情も戦争協力者じゃないかということが出ていたけれども、私は野口さんという人は心からこんな童謡を書くわけないと書いたんです。これは軍部の圧力だと。嫌だけれどもそれを書かなくちゃあならない。私なんか無名なもの書きだったけど、それでも終戦間近になると軍部と大蔵省に集められて、こういう方針でものを書くようにと強制されました。

それは〝この非常事態に税金を納めるのが愛国者であるから、うちのお父さんお母さんに早く税金を納めてくれと子どもが親にすすめる〟、こういう話を書けといわれたわけです。

若月　そうですか。

住井　だから私は、そういう話は書けませんといったんです。いまでも、自分でいった言葉を覚えていますよ。

「税金を取り立てる役を子どもに押しつけるのは、税吏の下働きではないか。私はそんな税吏の下働きをするような子どもにしたくない。それに、税金をたくさん納めるのが愛国者だというが、肝心な小作農は直接税という形で税金を払っているがこれは愛国者じゃないのか。ほんとうの愛国者は農民じゃないのか、あんたらのいうことはまるで間違っている」と。そこには文学の親玉といわれた有名な男が出ていて、「あんたのいうことは無茶で、失礼だ」と私を叱りつけてね……。私も「なにが失礼で、なにが無茶か」ってやりあったんです。

若月　へえ、そうでしたか。

住井　男も女も、当時現役で仕事をしている人はみんな集められて、いろいろと強制されたんですよ。そういうふうな仕事をしなければ、仕事も来ないんですから。

私は牛久沼の田舎にいましたから、そんなことをしなくても百姓して暮らしていく自信はありましたからね。ほかの人は、軍部や大蔵省の役人のいうことを聞かなければ、飯の食い上げだったんですよ。

若月　先生のいまの話、とても大事なお話ですね。いまの人に、ぜひ知っておいてもらいたいですね。なにも戦争中のことをあばきだして、人をとやかくいう気はないけれども、やはりこんなことは心にとどめておいてほしいですね。

住井　だから、野口雨情さんなど童謡を書く人たちにも、そういう圧力があったんだと思いますね。高村光太郎も権力のほうになびいた時期があるんですよ。

若月　藤村は『夜明け前』を長い時間をかけて書いていたんですが、『東方の門』はそれを継いでいるんですかね。

住井　あの続編みたいな感じですね。『夜明け前』に決着をつけようと思って書いたに違いありません。とかく長編というのは、もっと長く書いて完璧にしようとすると失敗するんです。これは自分の戒めにしなくっちゃいけない。それに、藤村の二の舞を踏んで『東方の門』のようなものを書くようになっちゃ困ると思っています。やはり、一度切ったものは、それなりに完璧だと思わなくてはなりませんね。

若月　私も若い時分に『夜明け前』を非常に感激して読んだものでしたが、よく考えてみますとやはり復古主義なんですね。昔に戻るという形で本居宣長が出てきますし、しかし新しい西洋文化の考えも入ってきていて、それとの戦いなんですね。その矛盾との戦いを論ずることは非常にすばらしいと思うんですが、それが『東方の門』になって、西洋文化をやっつけるための復古主義になって現れてくる。

住井　「木曽路はすべて山の中である…」というあの『夜明け前』の書き出しは、作家仲間では高く評価されています。これは川端康成の「トンネルを抜けると雪国であった」という『雪国』の書き出しと二大名作だという絶対評価があるんです。私はこれに対して「木曽路はすべて山の中である…」も「トンネルを抜けると雪国であった」も、この最初の簡単な書き出しは、名作にふさわしい名文句だというけれども、両方ともこれは説明文なんです。描写から入っていない。小説は描写から入らなければ名作とはいわせんと、私はいったのです。説明から入ったら小説じゃないのです。両方とも描写じゃなく説明というのはわかるでしょう。

もし、川端康成が描写でスタートしたら、「汽車はゴーゴーと音を立ててトンネルを走った。やがてトンネルを抜けると雪の原であった」と、そういうふうに書かなくてはいけないんですよ。だから、藤村の『夜明け前』にしても、「木曽路はすべて山の中である」とはたから説明せずに、その山の中の木曽路を歩く人間の風景を語らなければいけない。「説明と描写がわからないような編集者は情けない」といったんですが。

若月　もってまわったという言い方はいけませんね。やはりなにか気取りがありますね。川端先生にも……。

住井　だから私は『橋のない川』では、それに陥るまいと思って書き出し、あれは説明じゃないんです。あれは夢を見ている女の描写なんです。これを読む方が理解してくれると、私の作品の名作性がわかるんですよ（笑）。

## ●科学と人間の尊厳

若月　先生、こういうことがあるんですよ。科学も進歩して、あと一〇年ぐらいすると「人工子宮」ができるという話があるんです。これは大問題だと思うんですけどね。

住井　ほお。

若月　男の人でもオバホルモンを打つとオッパイが大きくなることは確かなんです。そして、赤ちゃんが吸えば乳が出てくるっていう。このように、なんでもできるということ自体、科学が人間を破壊することだと思うんですねえ。
住井　そうですね。
若月　科学は人間を破壊しますよ。ただ、科学技術が進めばいいってもんじゃないですよ。人間はやっぱり人間でなければ、たとえどのように科学技術が進歩しても不安でしょうねえ。私たちはやはり「ホモサピエンス」（現生人類）で、それから逃げることはできないと思いますよ。科学を過信するのは危険です。
住井　それを一番心配されて本に書かれているのが朝永振一郎先生です。
若月　そうですか。
住井　核兵器というのは地球を脅かす、人類を脅かすが、それ以上に怖いのが生命工学だというのです。これができたら最後、もう人類は破滅すると。そこで、この遺伝子工学なんてのは止めなくてはいけない。生命をいじるということは原爆よりも怖いし、これに手をつけたら悪魔の学問みたいに絶対止まらないだろうと、予言されています。
若月　そうですか。いや、実はそういう声が大きくあるんです。とても大変なことだと思うんです。
住井　もう、人間が生命に手をつけたらそれが人類の終わりになる。だから、人間は他のものによって滅ぼされることはないだろうが、自分の智恵で滅んでいく。自滅していくんですね。

若月　そうなっちゃいますよね。やはり、人間ってのはもとは動物ですからねえ。自然、素朴に生きなくっちゃねえ。

住井　だから、法則に従っていればいいんですよ。

若月　自然の法則が基本ですよ。それなのにいま、心臓移植や腎移植、肝移植などが流行っており、腎移植は私の病院でさえできます。

住井　あれもねえ。人の臓器までもらってなぜ生きなくっちゃならないのか、私は不思議でねえ。

若月　本当ですね。私の病院も最近新しい手術室をつくり、無菌のクリーンルームをつくったりしたのは、流行の臓器移植ができるためなんですが、一体そんなにしてねえとは思うんですが、数は少ないがそういうニーズがあるんです。また、ＩＣＵ（集中治療室）をつくって、救命の仕事はいいが、どうして長い間、体にいっぱいカニューレや心電図をくっつけて生かしておかなければならないのか、という問題はありますね。

住井　そうですね。

若月　そして、あげくの果ては、ノド（喉）に穴を開けて空気を肺にレスピレーターで送ってやると、いつまで経っても心臓は動いている。

住井　ああ。
若月　ノドから空気を出し入れできますから、肺炎になればノドから抗生物質を入れれば炎症は止まるし、酸素を入れる炭酸ガス送行管はいくらでも自動的に調節できますから、いつまでも心臓は動いている。でも、脳のほうはぜんぜん死んでいる。このことを「脳死」というんですけれども、私の病院に入院していたおばあちゃんは、それで長く「生きて」いました。
住井　そうですか。
若月　その始まりは非常に重い脳出血でして、入院したころは〝おばあちゃん〟というと目を開けましたが、一年経ったらそれもなくなっちゃった。そして、ついに「植物人間」になってしまって、合計八年も生きていました。
　そこで、解剖したら、植物人間になってしまっていたので、心臓も肺も胃も子どものように小さくなっていた。そして、脳を開けてみましたら、脳が溶けていたっていうんですよ。解剖した先生が「気味悪かったよー」という。脳がかたちをなしていないんです。
住井　医学は罪悪になりますねえ。
若月　もうそうなると、罪悪かもしれません。でも、レスピレーターを止めることは医者にもできないのです。うっかりすると殺人罪に問われる。
住井　病人に拷問をかけているようなもんですね。

若月　あんなことをしてまで生かしていて、いいかどうかですねえ。その間、お嫁さんは自分の月給を全部付き添いのおばあちゃんにつぎこんでいた。いったい、そんなことに意味があるかどうかですねえ。

住井　そうですね。その患者は苦痛を感じはしないんでしょうか。

若月　ええ、意識がないから感じはしない。

住井　それはロボットですねえ。

若月　ロボットです、完全に。それでこれから問題になってくるのが「安楽死」とか「尊厳死」という問題です。これは、なるべく楽に、そして尊厳性をもって死なせたほうがいいんじゃないかっていう考えです。今までの医学は、ただ長生きさせることだけが任務でした。長生きは、それも一つの大事なことですけどねえ。しかし、さきほどの例のような場合、そんなことをしてまで生かしておくのが本当の医学なのかどうかですねえ。

住井　だから、生命操作をどういうふうに抑えるかってことが大事ですねえ。

若月　そうなんですよ。何よりも本人の意志。それに家族の意向もありましょう。それをよく確かめなければいけないでしょう。ですから、医学のこの進歩がですねえ、今までのかたちでは必ずしも人間の幸福に結びつかないってことを、私たちはつくづく知っています。

住井　そうですねえ。

若月　腎臓の移植も、心臓が止まってからせいぜい三時間もてばいいほうです。それ以上だともう付かない。移植できないのです。
住井　でも、その人の臓器を他人に移して、その人が生きるということは医学の進歩ではあるけれども、基本的にはそんなことする必要ないですね。命というものは長かろうが短かろうが、それ自体が問題じゃないんだから。
若月　そうかもしれません。
住井　人の臓器をもらってまで生きるということは、悪くすると金持ちはそういう臓器を買えるけれども、貧乏人は買えない。
若月　そうなっちゃうんです。結局、そういうことにもなりますね。
住井　また、新しい差別が起きますねえ。
若月　私は医学の基本は、自分の健康を守るということで、自分が一番基本だと思いますねえ。
住井　そうですよ。人間、病気になってからその人をどうするかというより、健康に生きているときにどう暮らせるか、そのほうがもっと大事なことなんですよ。
若月　そうだと思います。
住井　それをほっといてねえ、病気になってからこっちの臓器を移すなんて、そんなこと余計なお世話ですねえ。

若月　生きているときいじめて、病気になったらまたいじめて……。そういうことになっちゃいますかねえ。

住井　生きているうちにみんながその命に幸せを感じられるようにね。物を平等に分けるなんてことはたやすい技術なんですから。

若月　平等に「生きる」ということが、一番、大事でしょうね。

## ●生と死について

若月　先生から死の問題が出されましたが、私は医者として患者を診ながら、どうしたら健康で長生きできるかといろいろ努力してきたつもりです。先生は、必ずしも人間はただ長く生きるだけじゃないとおっしゃられた。これは非常に重要な問題ですね。

農村では高齢化が進み、「寝たきり老人」が増えてきています。私もよく寝たきり老人の往診に行きます。そのとき、私はまず電話をかけてお嫁さんに、〝お年寄の爪を切っといてよ〞と、頼むんです。というのは、寝たきりのお年寄には半身不随の人が多い。そこで、往診に行きますと、そのお年寄が私の手をギューッと握って、みんな同じことをいう。〝いっぷくもってくんなんしょ〞って。一服もって殺してくれというんですね。お年よりの爪が私の手に刺さるんです。毎日、おしめを取り替えてもらって、ごはんを食べさせてもらうのはありがたいけれど、天井ばかりみて暮らしていくのは大変らしいんですね。早くあの世に行きたい、行かせてもらいたい、と。みんな必死なんです。

住井　私もそう思いますね。ある年齢まで生きてきて、その人が世の中これでたくさんだ、死にたいと思っているときは安楽死させてやるのが医の道ですね。

若いころ、その人が幸福じゃなかったら、せめて長生きさせたいと思う。でも、その人が人生を十分に生ききったら、それでいいんですよ。七〇歳や八〇歳になってもう死にたくなったら安楽死させてやる。これが私は医学だと思いますね。

私はいつも小さなハサミを使って爪を切るときに、自分の爪が切れなくなったら死のうと思うんです。まだ、自分の手で爪を切ることができるから生きている価値がある。自分がメガネをかけても爪が切れなくなったときは、私は死にたい。そのときに、どういう方法が一番いいか。

若月　私の友達で有名な大学教授がいるんですが、寝たきり老人になるのがいやで、いつも薬を持っているんです。最初、その薬をみせられたとき、例の心筋梗塞のときに飲むニトログリセリンかと思ったんですが、どうもそうじゃない。劇薬で、それを飲んで自殺するというのです。ショックでした。

住井　それが最も健康な人の考え方だと思いますよ。

若月　自分は医科大学で学生に長生きすることを教えているから、弟子たちは自分が脳卒中になったら、きっと生かしちゃうだろう。そうしたら「寝たきり」になる。とてもそれをやられたらかなわないから、そのときはこれで一服、と劇薬の本物を私にみせるんですよ。本当にびっくりしました。

住井　いつ死んでもその人が幸せなように、いま十分に生きたとその人が信じられるような社会構造が必要ですね。

ところで、私、人間はなぜ生きているのか、人間がこの世に存在する目的は何かということを思っていますが、先生どうなんでしょう。われわれが生きているのに目的があるんでしょうか。

若月　農村の山の中でもどんどん老人が増えてきて、若い人たちは都会へ出ていくから老人だけになっています。私の病院では、いろいろな医療技術を進めて老人の病気を治して、生かしてしまう。そうすると、山の中の村長さんは私を怒るんです。

「先生のところで、年寄りを生かしてくれるのはありがたいけれども、年寄りは若い人と違って後遺症を残す。手足がきかないとか、おしっこを垂れるとか、頭が呆けるとかそういう年寄りを村に帰してくれるのは本当に村にとって大変だ」、というのです。「いまは山の中でもみんな共稼ぎで、母ちゃんも忙しくて困っているのに、そこへまたそうした年寄りを帰すのは、先生これは医療公害でごあすな」、なんていうんですよ。

住井　なるほどねえ……。

若月　「ひどいことというなあ村長さん。長生きしてもらおうと一所懸命に命を助けているのに、公害とはひどいじゃごあせんか」って私はいうんですけども。「まあ実際に、院長、本当はそういうことだよ」って、村長さんはいうんですよ。

住井　医療公害なんて、そりゃおもしろい表現ですねえ。

若月　私も悩んじゃった。まあ、とにかくそういう面倒な後遺症を持ったお年寄りがたくさん増えてきますから、それを病院でもっとなんとかしようということで、老人保健施設を病院に付属してつくったのです。一九八七（昭和六二）年、全国にさきがけてです。そのとき、一番大きな介護のテーマは、老人に治療を施すだけでなく、どう「生きがい」みたいなものを持ってもらうかということだったのです。

住井　そうですね。

若月　非常に難しいけれども、それでなきゃあ長生きした意味がない。そこで、「生きがい」とはいったい何かという、いまの先生の話になるんですよ。どういうことが「生きがい」なんでしょうか。

住井　「生きがい」ってのは、年を取るとなくなりますね。

若月　そうですねえ。年を取ればだんだん死ぬときに近づいているんですから。この「生きがい」っていったいなんなのか。しかし、人間は死ぬ最期までこれを求めなきゃならない。先生のいうオプティミズムみたいなものはいったいなんなのかですね。

「私、死んでゆくけどね、まあ子どもや孫をよろしくたのみますよ」っていうやつですね、これをスムーズにいえる気持ちにするにはどうやったらいいかですねえ。それが、医者としての私の任務になってきました。いきなり子どもや孫のことを考えろというのは無理でしょうか。

住井　そうですねえ。私は死ぬときに、一人ひとりが悔いがなくて、「ああ、生きててよかった」と思えるような死に際をどうしたら与えることができるのか、と思いますねえ。

若月　文学的にいいますと「人間に対する愛」というようなことですか。「愛」っていうとちょっと甘すぎちゃいますかね。

住井　生きていてよかったなあと思えるってのはなんでしょうねえ。

若月　自分が死ねばすべてなくなっちゃうわけじゃないですからねえ。これは後の世の中は残るんだ、それに対してですよ、何か役割を自分は若干だけどしたと。そういうような気持ちみたいなものが、生きがいにつながるでしょうかねえ。

住井　人間生きていることは何か目的があるのか。そしたらその目的を達した人はそれでいいわけだけれども、目的を達しえない人は死ぬときは寂しいわけですねえ。しかし、人間なにも生きているのが目的ではない。

若月　どんな人にもなにかそれぞれ役割がありますね。それをちゃんといってやってもいいじゃないかと思うんです。私どもが死んでも、世界は残りますよ。それで私は次の時代のことを考えないわけにはいかない。そこで、とりあえず自分の子ども、孫のことをいったのです。それから友だち同士、そして同時代のすべての人たち……。そうすると「人間に対する愛」みたいなものが、大きくても小さくても必要なんじゃないでしょうか。

住井　だって、それぞれ不平、不満がなければ、世の中にさよならするときに後悔じみた寂しさはないと思う。でも、世の中のしくみが不公平にできていると、不満のまま死んでゆくようになりますねえ。

若月　そうです、そうです。

住井　どうなんでしょう。地球そのものが何か目的を持っているわけじゃないからね。

若月　そうです。

住井　その地球の生物に目的があるわけないと思うんです。もし、人間に生きていく目的が何かあるとしたら、地球そのものが目的を持ってることになりますねえ。

若月　私は住井先生みたいに人間の社会から差別をなくすなんて運動は、最大の、最後まで続く人間の目的の一つだと思いますねえ。
住井　そうですねえ、差別というのはなくならないですねえ。
若月　なかなかなくならないですねえ。でも、それとたたかうことですね。これは人間として一番美しいことじゃないかと思います。
住井　結局は、人間はたたかうことが一番幸せなんですねえ。
若月　そういうことです。憎しみは愛に通じますからね。私は先生こそこの世を深く「愛して」いる最高の人だと思いますよ。先生は地球というような無生物を論じて、いかにもアナルヒー（無政府主義）を装っておられるようにみえますが、じつは先生ほど深い「社会愛」に燃えている人はないように思います。

**住井すゑ**（一九〇二年生まれ）　作家。代表作『橋のない川』。一九九七年逝去。
**初出**　「人間のいのちと向き合う」住井すゑ・若月俊一著『いのちを耕す』３・４所収、労働旬報社、一九九五年。

# 医学と人生――medicine より health へ

加藤静一
若月俊一

## ●素朴な社会主義観を抱く

加藤　ふたりとも明治四三（一九一〇）年生まれで、東大医学部の出身。付き合って五〇年になるから、昨日や今日の付き合いとは違う仲だ。若月先生とは一緒に東大へ入ったのだが、先生は一年後輩になる。その辺のいきさつから話を始めようか。

若月　本当は同級生だけれども、私は学生運動をやったんで一年停学にされた。それも最初は無期停学。〝転向〟して、「もう二度とやりませんから」と謝って、やっと一年停学ですんだんです。それで加藤先生より私は一年遅れたんです。だから、先生が眼科の医局に入ったときは、私はまだ大学の四年生でした。結局私は昭和一一年卒業なんですよ。大学を出たけど〝札つき〟なんで、どこの医局へも入れてもらえなかった。これは今まで話したことなかったかな……。本当は私は卒業してから性病学を専攻したかった……。

加藤　Venerische Leiden……。

若月　その理由はですね、これも恥ずかしい話なんですけども、あのころの私は素朴な社会主義観からいいますとね、「現在の医学はブルジョア医学で、ブルジョアに奉仕している。だが、これからの医学は労働者、農民に寄与しなければならない」というわけなんです。その医学の立場で考えると、現在の資本主義の医学の中で最も問題の多い病気が二つある。その一つが結核で、もう一つが性病。いずれも貧困と不潔の階級的矛盾の産物であると考えたんです。

加藤　それは初めて聞いたな。

若月　梅毒や淋病のような性病は、どれも資本主義のまちがった社会構造の中から発生している……。

加藤　マルクスがそんなことといったたか?

若月　マルクスがいったのか、私が勝手に思ったのか（笑）。これらを〝資本主義病〟と呼びました。資本主義の社会矛盾のためにセックスが売ったり買ったりされる……。

加藤　売春だな。
若月　社会主義社会になれば、こういう矛盾もなくなるはずという、ごくシンプルな考えですよ。
先生覚えているかしら、当時『日本の結核』を朝日新聞社から出した宮本忍君。ぼくより、たしか一年後に大学を卒業した……。
加藤　一高で一緒だったよ。
若月　彼は結核で二～三年卒業が遅れていた。のちに日大の教授になったけど、学生のころから『社会医学』を書き、特に日本の結核問題を社会科学的に分析して、名前を挙げていた。
加藤　あいつも左翼だったよ。
若月　もちろん（笑）。しかも、やはり私と同じく大槻先生の弟子になりましてね。大槻先生が後で私にこういわれた。「おれの弟子に三人アカがいて困る」、つまり私と宮本君ともう一人は国立熱海病院だかに行った今井君です。宮本君はこのころすでに結核で本を書いており名を挙げていたので、それじゃ自分は残るもう一つの資本主義病である性病を勉強しよう、と思ったわけです。
私は当時の東大総長・長与又郎先生に救われましてね。さっきの〝転向〟したときにはまだ大学三年生のときでした。当時助手の赤崎先生、後で有名な病理の教授になった人ですが、その先生に総長室へ連れていかれた。赤崎先生は部屋へ入るのに、扉を開ける前からお辞儀するんですよ。びっくりしましたね。加藤先生も学長になったけど、私はそれ以来、学長とか総長とかいうものに恐怖感をもつようになっちゃった（笑）。だから加藤君に対しても「加藤先生」となっちまう（笑）。

「入れ！」という声が聞こえたので恐る恐る入ると、また赤崎先生最敬礼する。長与先生は二人が入ってきても知らん顔でそのまま顕微鏡を見ている。「若月、連れてまいりました」と赤崎先生が申し上げる。

加藤　軍隊式だな。

若月　しばらくして、総長は回転椅子をグルッと回してこちらに向き直り「お前が若月か」。「ハイッ」。するといきなり大喝一声「この親不孝者め！」。あまりの大声に隣にいた赤崎先生が震え上がる始末。総長は太いべっ甲ぶちのメガネをとると、間髪を入れず「もう二度としないか」。「ハイッ」。「よしッ」。それだけなんです。総長はまた椅子をもとに回し顕微鏡をのぞく。ちょっと芝居がかっているんですがね、当時はそんなもんでした。それで私の「無期停学」が一挙に「一年停学」ですんじゃった。

ところが、今度は医局へ入るのが大変でした。私は性病をやりたかったから、ウロ（Urology）科に入局したい。ウロで、特に当時庶民の患者を取り扱っていたのは、浅草に近い泉橋病院だった。そこのウロに就職して一週間目に医長に呼びつけられた。「島園院長が君をいけないというんだ。君はだいぶやったそうじゃないか」。それで、そこはお払い箱。

加藤　そんなことがあったのかな。

若月　その後、その近くにある同愛記念病院のウロへ入った。ここは気持ちよく入れてくれた。よくきたというわけで、みんなでパーティーまで開いてくれた。しかし、そこは全然勉強する雰囲気がない。今の同愛とは違いました。こんなところへ入ったらだめになっちゃうと考えて、今度はこっちからやめた。いったいに私は我が儘なんですね。

そんなことをしているうちに六月になって、薬理学の林教授が心配して、私に生理の永井教授のところへ相談に行けという。

加藤　生理へ？

若月　多分、永井先生が思想善導係じゃなかったかしら……。行ってみたところ、「君、どこへも入局してないそうじゃないか」「はい」。「それじゃ、大槻君のところへ行ってみたまえ。一筆書いてやるから」と。私は本当は外科は大嫌いだったんだけど……。そして、東大分院外科の大槻菊男先生のところへ行ったんです。大槻先生は例の鋭い目つきで私を凝視して、「二度とやらないな」と念をおされた……。

こうして私は、大槻先生の助教授時代の直弟子になった。

## ●入営前に盲腸手術をしたかった

加藤　駆け出しのころは……。

若月　駆け出しのころは辛かった。私は外科ができないし、大槻先生は厳しいので有名だったからね。

加藤　謹厳な先生だとは聞いていたけどね。

若月　謹厳そのものでね。いじめられましたよ。間もなく甲種合格で、その年の冬には麻布歩兵三連隊に初年兵として入営するんですが……。

私なんかが何で学生運動をやったかというと、今の学生運動とは動機もその方法も全然違うように思いますね。あのころの学生運動は、それこそばかの一つ覚えで「第二次世界大戦絶対反対」だった。戦争が起こるかもしれない、もし第二次世界大戦になったら、それこそ地球上のたくさんの人が死んでたいへん悲惨なことになる。だから何が何でも戦争反対を唱えねばならぬ、ということでした。そういうせいでしょうかね、当時の大学の教授たちはみんな陰に陽に助けてくれたもんです。

加藤　面倒見はよかったということだね。

若月　そういうことですね。いい時代だったな。

駆け出しのころは大槻先生に叱られてばかりいた。「君みたいにできないのは医者をやめたほうがいいんじゃないか」というんですからね。それも総回診の途中で、看護婦や医者たちがズラッと並んでいるその前でいうんですからね。三度目には、それこそ、先生の頭をなぐって、医者をやめようかと思いましたよ。ところが今になってみると、それがみんな自分の身のためになっている。あのとき先生に叱られいじめられたことが……。

その年の秋になってこんなことがあった。外科医となったからには、一度ぐらい盲腸の手術をやりたいと思っていた。入営する日がどんどん迫ってくる。満洲へ行ったらいつ帰れるか分らないですからね。ある晩、医局の歓送迎会があって、先輩がいない。私一人が留守番です。そこへ妙齢の娘さんが盲腸で入ってきたんです。「今日こそやれる」とはりきって、一所懸命診察して、一二時ごろだったかな、大槻先生のお宅へお電話した。白血球数がどうで、デファンスがどうでといちいち報告したら、先生が「白血球数増多症の割には熱が三八℃というのは高いんじゃない？」「はい、ちょっと高いとは思いますけど」「それじゃ、ぼくが明日の朝早く行って手術するからね」というんです。嫌になっちゃった（笑）。

満洲へ行けば、結局この戦いは長びく。そして世界大戦になるのじゃないか。そうなれば生きて帰れるかどうかわからない。外科医になった以上、せめて盲腸の一つぐらい内地で手術してから行きたかった。何しろ私は思想が悪いということで、皆のように軍医になれなかった。一兵卒でした。麻布歩兵三連隊第六中隊の初年兵で出征した。

加藤　そういうときのは本当のアッペだったかな。

若月　ええ、本当にアッペでしたよ。翌朝、大槻先生と一緒に、私が助手をして手術して確かめた。ちゃんとデファンスはあったし、Leukozytose（白血球増多）もあったし……。その年の暮に麻布歩兵三連隊に入りましてね。あの二・二六事件の直後です。翌年の一月には満洲、チチハルへ行きました。そして、第一期の検閲を向こうで受けて、衛生部幹部候補生に合格。

加藤　見習士官になったか。

若月　いえ、まだなれない。その年の七月に故国へ帰り、軍医学校へ通って、そこで一年間勉強してから見習士官になるわけ。

七月一日に内地へ帰ってきたものの、七日には例の蘆溝橋事件で、日中の戦争が始まるんです（昭和一二年）。それで私と同級の荒木君とか、鈴木君とかが、あの上海上陸作戦で戦死することになる……。先生は知らないですか。加藤先生の一年下の卒業になるわけだからそうかもしれないな。昭和一一年卒の同級生で、「短期軍医」で軍医中尉になった連中の中に、すぐ召集を受けて上海上陸作戦で戦死した者がいるんです。

加藤　軍医がそんなに死んだかなあ。

若月　上海上陸作戦の「加納部隊」というんです。これは演劇になりましたよ。軍医になれないで、一兵卒で満洲へ飛ばされた私のほうが生き残って、すぐ軍医になれたほうが死んじゃった。「人間万事塞翁が馬」ですね。

加藤　軍医とはだいたい死なないもんだけどな。

若月　でも、上海上陸作戦のときはひどかったようだなあ。蔣介石軍が上海で待ち構えていた……。加藤先生は何年に行かれたの、召集は。

加藤　召集じゃないよ、おれは当時の北支那山西省の太原同仁会で行ったんだから、軍属だ。高給でもって酒ばかり飲んどったんだ。

若月　いいな、それは（笑）。行ったのは何年ごろ。

加藤　昭和一三年ころかな。

若月　それじゃ、私がまだ下士官で軍医学校に通っているころだ。

加藤　榊原（故・榊原仟氏）なんかは見習士官で苦労しとったから、よく北支の太原で一緒に酒飲んだもんだよ。

若月　最後には私も見習医官まではなったんですがね。東京の連隊にいてね。

加藤　おれなんかは佐官待遇だったからな（笑）。

若月　うらやましい（笑）。このへんから人生が狂ってきちゃったんだ（笑）。

加藤　それから農協か、佐久病院へきたのは……。

## ●終戦秘話――加藤先生と再会

若月　佐久病院へきたのは昭和二〇年の三月六日です。これも大槻先生の命令で……。
その前に、私は実は一年間目白署の留置場に入れられていた。昭和一九年のまる一年間拘置されていました。実は、当時は工場で労働災害がうんと出ていた。急いで軍艦をつくれ、急いで飛行機をつくれというので、いろんな無茶な労働を強いていたわけでしょうね。全然「安全」なんて考えてない。それで、よく大きな爆発事故なんかが起きて、私の東大分院の外科へ患者が運ばれてきたんです。私はこの診療に当たりながら、「安全」の必要を痛感した。そこで、軍需工場へ入っていって労働災害の臨床的、統計的研究を積極的にやったわけですよ。それにはいろいろな私の論文があるんですよ。今でも文献に載っています。『日本科学技術体系』とかいう本の中にも私の当時の論文が全文載っている。工場災害をテーマにして、論文も書いたし、本も書いた。

加藤　そういうのは新聞種にならなかったな、当時は。大きい工場災害があったなんていうことは。

若月　出さなかった。その調査研究の最中に私は昭和一九年の一月に突然つかまった、警視庁に。「今、戦場で命がけでたくさんの兵隊が毎日戦っている。今ほしいのは大砲と飛行機と軍艦だ。それを銃後の我々が命がけで作るというのは当然のことではないか。それに文句をつけるとは何事だ。明らかに反戦行為だ」、と怒るんです。「安全がちっとも考えられていないとか、腕一本なくなった災害補償が安すぎる」などと私が書いたのがいけない。私の本の中に、治安維持法に触れる個所が七〇何カ所もあるというんです。「お前みたいな奴は生かしておくわけにはいかない」、といって脅すのです。
　そして、目白署に留置されて、まる一年。そのころだから、たらい回しもない。一カ月経つと、ただ「拘留更新」というだけでまた拘留を繰り返す。
加藤　拘留中の待遇も悪かったろうね。
若月　それはもう……。私のすぐあとで、三木清も戸坂潤もつかまり、二人とも牢の中で約半年で死んでいます。栄養不良と疥癬《かいせん》による湿疹から腎炎になり、尿毒症で死んでいます。
　私は、昭和二〇年一月になって、突然出されました。「起訴猶予」でした。
加藤　一年間実質的な刑を受けているじゃないか。
若月　実際はそうなんだが……。出されて私はすぐ大槻先生に謝りに行った。頭を丸坊主にしましてね。一月のある寒い晩でしてね。本郷のお宅に謝りに行ったら、大槻先生は厚着をして、火のない火鉢にあたっておられた。「先生、本当に申し訳ないことをしました」。ところが、意外にも先生は怒らず「いや、君がいうように、この戦争は負けるよ」とおっしゃるんです。

「いまに東京は焼野原になる。ぼくは天皇陛下の侍医だから、天皇と一緒に死ぬ」というのです。さらに「国破れて山河あり」という杜甫《とほ》の詩を引用して、「アメリカ軍がきても、日本人を皆殺しにすることはできまい。君みたいな新しい考えを持つ人間は、山の中へ行って新しい日本のために何かやってくれないか」、というんです。感激しましたね。

何ともいえず、ただ涙があふれ出てきちゃってね。あとで考えると、先生はあんなうまいことをいって私をていよく都会から追ん出したんじゃないか、などと疑ったこともあったけど（笑）。そのときはただ涙が出てきちゃって……。その山の中の病院がいまの佐久病院なんです。

加藤　米倉さんが……。

若月　そう。農業会の専務だった米倉さんが大槻先生に外科医を頼みに行ったんですね。信州にきてみたら、とても病院なんていえたものじゃない。小さな診療所みたいなところで、公称は二〇ベッドということでした。開院してから入院患者は一人もとったことがないというのです。建物は信州中野から製糸女工さんの寄宿舎を持ってきたものというんです。それが千曲川のほとりにポツンと建っている。これはえらいとこへきちゃったなと思いました。

加藤　そうだな。当時の佐久病院というのはひどかったろうな。

若月　ところで、私が加藤先生と松本で会ったのは、昭和二三年ころだったですかね。

加藤　いやいや、二一年だよ。ぼくがここへきてじきだったから。

若月　そうか。私が先生に会いに松本へやってきたんでしょう、きっと。

加藤　そう。ご馳走してくれるというんで、そこで盛大に飲んで。

若月　そうでしたかね。あのころは面白い話がありましたね。

加藤　面白かった、あれは。羽織袴の奴がいて、これ何だと聞いたら、警察署長だというんだな。「なんだ、共産党が警察署長と仲がいいのか」と……。

若月　あれはこういうわけなんですよ。私が東京から信州の臼田の町へ赴任してくると、警視庁から地元の警察へ私の情報がきているわけです。署長の住まいが私のうちのすぐそばでしてね。夕方になると署長さんから「酒があるから飲みにこないか」と誘ってくるわけです。そのうちに、毎日夕方五時半になると必ず奥さんから電話がかかってきて、「先生、お刺身もありますよ」というわけです。疎開していた有島生馬さんなんかもきましてね。よく一緒にご馳走になったものです。

八月一五日になりましたら、終戦になり、世の中が逆転しちゃったわけです。今度は署長さんがパージ（追放）に引っかかるわけです。ある日署長さんが私に頼むのです。「警察署で特高に関係のある者はパージの対象になるが、武徳会に関係していた者もいけない。実は私はその両方にかかっているので、とてもだめだとは思うけど、長野県での追放委員会の中で一番うるさいのが共産党で、高山洋吉がいる。何とか彼にうまく話してもらえないか」、というのです。高山洋吉さんはロシア語ができ、戦前ブハーリンやスターリンのものを訳していたんです。ブハーリンの『唯物史観』なんか有名でした。

加藤　名前、聞いたことがあるな。

若月　それが飯山にいましてね。追放委員会のトップでいちばん怖がられていました。あいつに狙われたらもうだめだなんて。

加藤　助けてくれと。

若月　まあ、そういうことですね。私から一言いってくれないかっていうんです。私は例の調子で、「よしっ」とばかりに引き受けましてね、高山先生を尋ねていきました。初対面でしたが、「私が終戦前から付き合っている警察署長がいる。付き合っているといっても、実は私を監視していたわけだけど（笑）。人間はいい男だから、ひとつ軽くしてやってくれませんか」と頼んだ。すると、どうでしょう。高山先生は「あんたがそういうならいいでしょう」というんです（笑）。私もへんだが、高山先生もまたおかしい（笑）。しかし、あの署長もいい男でしたね。

加藤　二、三年前に亡くなったけどね。ところで、その後の佐久病院の発展ぶりというのは大したもので……。

## ●地域医療の基礎的思想は農村医学にあり

若月　あんたにそういわれると、ほんとうにうれしいんだけれど、心配もまだあるんですよね。

加藤　いろいろな失敗も反省もあるかもしれんけど、とにかくぼくの見るところでは、常に大学より一歩先にやっとったからね。

若月　いや、そんなことはありませんよ。ただ、加藤先生は大学のいわゆるアカデミーの牙城にいるけれども、私なんかは、民間の中小病院ですもんね。

加藤　ちょっと飛んで、医学についての将来の展望とか、いまの医学についてどう考えているかというようなことを少し……。

若月　それについては、加藤先生はアカデミーの高い立場から厳しい現代批判があると思うんですが。私もまた、一民間医の立場から、やっぱり批判がないわけではない。多分一緒だと思いますがね……。

何といっても、医学が金権の虜、――よく「医は算術」というじゃないですか、あれになってはまずいと思いますね。どんな意味でもあれはまずいことです。医者だって金儲けして悪いとはいいませんよ。医者だって商売ですからね。でも、普通の商売とは違う。人の命を助けたり、その健康を守ったりするような仕事に、あんまり金が付きまとってくると、どうもまずいと思いますよね。

私なんかの立場は、民間の臨床医ですから、どちらかというと開業医に近い。つまり「第一線」の医療の立場です。いわゆるフロントライン・ワークを大事にする考えです。学問は学問、アカデミーはアカデミーで、これは医学に絶対に必要です。しかし、第一線と学問の両方が必要で、どちらがどうというべきじゃないと思うんですね。今の医学のはやり言葉でいうと、プライマリ・ヘルス・ケア。もう一つは、大学や大きな病院の secondary（ないしは tertiary）medicine ですね。この両者がともに必要なのだと思うんですよ。従来はとかく、secondary, tertiary の医療だけが偉いもので、その専門的技術の詮索こそがすべてだというふうに思いこんでいた面があったけれども、これはそうじゃなくなるんじゃないか。専門技術ももちろん大事なので、否定はしないが、しかし、国民全体の医療を守り、その生活と健康を推し進めるという広い立場からみるならば、専門的な技術に走るだけでは、偏頗な、そして不公平なものになってしまう。

加藤　純粋の基礎医学なんてものはないんだよ、本当は。それは石井善一郎だっていっているだろう。

若月　石井教授のような病理学の学者だって、そう主張していますね。

加藤　いまでも、例えば生理学のあれは臨床なんて問題にしないというけどね。そういうもんじゃないと思う。それだったら医学部になくたっていいじゃないか。当然、臨床医学であるべきだね。

若月　そういう基礎的な医学が、臨床的に応用されていくんですがね。しかし、どっちがどっちなんてことはいわないけれども、問題はやっぱり臨床ですよ。だって、人間を治すことのために医学は始まり、そこに尽きるわけですからね。医学のために医学があるのじゃなくて、人間のために医学があるんですからね。第一線性だけが大切というんじゃ、あくまでもない。第二線、第三線、アカデミックがどんなに重要かは、いやというほど知っているつもりです。だから、私は加藤先生を尊敬しているし、大学の立場というものを高く評価しているつもりです。

ただ、従来、第一線性がばかにされてきたことは確かです。第一線での「何でも屋」、いわゆる general physician は、「程度が低い」と思われてきた。それがあまりにひどかった。これからは逆転するかもしれないくらいになりました。国際的にもプライマリ・ヘルス・ケアが、WHO（世界保健機関）を通してこの四、五年の間に大きくうち出されてきましたが、私などの農村医学も、じつは同じ発想から出てきているわけです。

この十数年来、「地域医学」ということも英米あたりから盛んにいい出されていますけど、医学が地域住民のためのものでなければならないということなんかも、考えてみれば当たり前のことでしてね。私たちの「農村医学」も、じつは農村の地域医学ということなんですから。私が「農村医学」を唱えて昭和二七年に農村医学会を創立したのは、長野でした。これは世界で二番目なんです。第一番目がアメリカで昭和二一年、その次が日本で、第三番目がフランスで昭和三六年。日本農村医学会をつくるときは、仲間の院長連から「医学に都市も農村もないのじゃないか」と非難されたもんです。要するに医学というものを、治療だけに狭く考えていたんですね。社会性がまったく抽象されていた。

今日ではだれだって、医学をもっと幅広く考えていましょう。「medicine より health へ」の時代がきている。welfare（福祉）までを含めた広いものに考えている。また、そう考えねばならない時代になった。しかし、あのころは治療だけだった。治療だけなら生物的にみればいい。そこには都市も農村もない。しかし、予防だとか、在宅ケアだとかいうことになれば、どうしたって、人間の生活を考えねばならない。したがって、都市と農村の生活の差も考えなきゃならなくなるわけです。

いまさらこんなことをいうのはどうかと思いますが、加藤先生と私の、私ども二人を通じて共通なものは、医学におけるヒューマニズムということじゃないでしょうか。その言葉は今日はひとつも出なかったけれども、二人の話はそれによって結ばれている。ただ、これがいまの医学には少ない。それが危険なのじゃないかと思うんです。だいたい、私と加藤先生とは昔から仲はよかった。大学生時代は、加藤君が右翼で、私が左翼。私は加藤君の下宿へよく遊びにゆき、カンパ（資金）をもらった。これだけはさすがの特高も気がつかなかったらしい……。あとになって、加藤先生は信州大学の学長になり、私はしがない病院長。いつも立場は違うんだが、気持ちは同じでしたね。イデオロギーや立場を越えての付き合いが、人間にはあるというもんですね。

**加藤静一**（一九一〇年生まれ）対談当時、信州大学学長。江戸川女子短期大学学長を経て一九九〇年逝去。

**初出**「医学と人生——medicine より health へ」『キッセイクール』Vol. 2, No. 4、一九八四年七月号。

# 農山村の医療一筋に

岩村　昇
若月俊一

## ●この道への足がかり

岩村　若月先生、今回の『マグサイサイ賞』(地域社会活動指導部門)の受賞、おめでとうございます。心から、お祝い申しあげます。

若月　いやあ、どうも。ありがとうございます。わたしなんか、ここでコツコツやってきただけでして……本来なら、岩村先生こそ、この賞をおもらいになる方だと思いますし、それだけのお仕事を十分にやってこられた。

岩村　とんでもございません。まだまだ未熟者ですから……。

ところで、先生がここへお入りになったのは、いつごろでございますか。

若月　終戦の半年前、つまり昭和二〇年の三月です。わたしは戦争反対の考えを持っていたので、警視庁からにらまれ、ブタ箱（留置場）にぶち込まれたりしていたので、恩師の大槻菊男先生が「田舎へ行ったらどうだ」と勧めてくださった。わたしとしては「これはしめた」というわけです、早い話が（笑）。それに〝疎開〟という意味もありますしね。

岩村　ぼくは戦時中、広島の高等工業にいたんですが、学徒動員で海軍の管理下にいたんです。

若月　原爆を受けたわけですか。

岩村　ええ、学校は爆心地から二・一キロぐらいありました。その日の朝、濃硫酸を倉庫から出す当番だったので、倉庫へ入って薬に手をかけたとたん〝ピカドン〟ときたわけです。もう一人おった広川という男は運動部の選手なので「岩村出ろ」って、パッと飛び出た。そしたら爆風で吹っ飛んじゃって、それっきりですわ。ぼくは「へえー」なんていって鈍いもんだから、崩れた積み荷の下で意識不明になったが、命は助かった。

戦後、松山高等学校へ入れてもらったんですが、松山の焼け跡でキリスト教の宣教師だというアメリカ人のばあさんが街頭伝道をやってるのに出会った。ぼくは、いきなりそのばあさんに「キリスト教国のアメリカが二〇万人の非戦闘員をいっぺんに殺す原爆をつくって落とすとはなにごとか」と説教したんですよ。すると、そのばあさんは、わたしの膝もとにひれ伏して、さめざめと泣き「わたしは祖国のアメリカには希望を持っていない、この焼け跡から不死鳥のように立ち上がった日本のみなさんに希望を持っている。学生さん、あなたもそのなかの一人にならにゃいかん」っていうんですよ。それでぼくは、そのばあさんに惚れてしまい、キリスト教徒になってしまった（笑）、そういうお粗末なしだいです。

若月　うーん、それはいい話ですね。

岩村　もっとも、ぼくのおふくろはクリスチャンだったということもありますがね。それに「世の中がどう変動しても、絶対に変わらん永遠の流れに沿ったことに生涯を賭けたい」ということを、その当時は、偉そうに考えていたわけですよ。

若月　わたしの父母は、山梨県甲府の在の農家なんですよ。母は初め、ある豪農の家へ嫁にいって、姑にさんざんいじめられて出てきた。つまり出戻りで、わたしはその母から農家の苦労というのをよく聞かされましてね。それに、母の故郷への一種のノスタルジア（郷愁）みたいなものがあって、それがわたしを農村で一生終わらせようという気持ちのもとになっているんだと思います。そして、それを決定的なものにしたのは、やはり農村の人びとの純粋な気持ちです。

率直にいって、農村の人といっても排他的であったり、利己的であったりで、けっしていやな面がないわけではない。しかし、全体としては、やはり純情ですよね。そういうものにひかれまして、今では一生ここにいようという気持ちなんです。

## ●なんでもすぐに惚れ込む性質

岩村　昭和二三年ごろ、高等学校のドイツ語の副読本で、シュバイツァー博士の伝記を読んだ。それで「これだ」と思ったんですよ。この偉い医者のやったことは、白人がアフリカの人たちにかけた迷惑を償うためというのが、一つの発想になってるんですね。ぼくは、日本人がアジアの兄弟国に、ものすごい迷惑をかけた、だから、それを償うためにジャングルの医者になろうと決心したんですよ。ヤシの葉陰でテクテク踊れるというのもあるけれどもね（笑）。

若月　それは、すばらしいじゃないですか。

岩村　ぼくは困ったことに、なんでもすぐに惚れ込むほうでして、その時分に今のおかあちゃん（史子夫人）とも出会っちゃったわけなんですけど……（笑）。そうしよったら、クリスチャンの医者の集まりで、ネパールで公衆衛生をやる者を求めておると聞いて、ぼくはすぐ「ハイ」っちゅうて日本を飛び出した。それに、そのころ主任教授とけんかしていたんで……。

若月　快男児だな、岩村先生は。そういう快男児が、いまの若い医者にいませんね。

岩村　残念ながら、大多数はそうなりましたね。ところで、若月先生がここに来られた当時、ここになんらかの医療機関はあったんですか。

若月　ええ、佐久病院という名はありましたけど、診療所みたいなもので、形の上ではベッドが二〇ということなんですが、入院患者は一人もとったことないんです。もっとも、年とった院長さんと、学校出たての女医さんと、この二人しかいなかった。経営の主体は農業会で、それが、いまは農業協同組合となって、そのまま続いているわけです。

これは、たぶん先生も同じお気持ちだと思いますが、農村の医療は、農民の健康に対する自覚がないとだめなんでして、自覚を推進させるという意味では、一種の文化運動だと思うんですね。そういう意味で、わたしも協同組合運動のなかにいて、今ではかえってよかったと思っていますよ。

岩村　当時、二〇のベッドに、どういう患者さんがいらしたんですか。

若月　わたしは外科が専門なので、全部外科の患者さんでした。

岩村　結核は外来でしたか。

若月　ええ、当時は、結核の人がずいぶんたくさん来ました。わたしは日本で脊椎カリエスの手術を初めてやった者の一人になっているんです。当時はカリエスの手術はしてはいけないことになっていた。ところが〝カリエス七年〟といいまして、七年経つと治るんじゃなくて、死んじゃうということだったんです。カリエスは若い娘さんに多くて、農家ではたいてい納屋に寝かされて、膿で臭いもんだからハエがいっぱいたかって、カメの子がひっくり返ったように、一生天井を見ながら死んでいくんですね。わたしは、とてもかわいそうで、なんとかしたいという気持ちにかられていたんですが、たまたま終戦後ペニシリンが日本へ入ってきた。昭和二五年には、ストレプトマイシンが入った。この二つを使えば〝死の門を切り開く〟といわれたカリエスの手術もできるんじゃないかという大胆な発想で、思いきってそれを実行したのです。二七年の日本外科学会および日本整形学会に、映画とともに発表しましたが、さいわい好成績をおさめて、いまでは世界のどこでも、この方法で手術をやっています。一時は、ずいぶん大学などから反対されましたが……。

## ●一人でも友をつくったか

岩村　先生をして一歩前進させ、〝死の門〟を〝命の門〟にして開かせたものは、いったい、なんだったんでしょうか。

若月　わたしが以前から骨関節結核の手術療法を勉強していたことが一つ、もう一つは、ハエにたかられて死んでいく農家の人たちを、なんとかしてやりたいという気持ちでしょうね。

**岩村** ひとことでいえば、いわゆるヒューマニズム（人道主義）でしょうが、そういってしまえば簡単すぎますね。

**若月** ネパールへおいでになって、初期のご苦労はどんなことですか。

**岩村** いっぱいあるんですが……。ネパールの人口の九二、三パーセントは農民という農業国家なのに、国の近代化をやればやるほど、一部の金持ちを主とした都市の消費文化が栄え、そこへ食糧を送り込む村は、ますます疲弊していくのが目に見えていました。ぼくはネパール政府が持っている公衆衛生施策のなかの結核対策を受け持つ、民間キリスト教団体で働かせていただいたんですが、西ネパールの開発中心地であるタンセンというところへ、いきなり赴任したわけです。

ちょうどアメリカの外科の先生が、ベッドを二五ばかりの病院を建築中というところへ入ったわけです。アメリカ軍が、ガダルカナルあたりで使っていたという、携帯用のレントゲン器械があるだけなんですね。そこで一日に三〇人、四〇人という透視をやった。むちゃな話ですわ。どうせ原爆受けた身、そのせいかもう十何年になるのに子どももできんし、もうええわと思ってね（笑）。そうしたら肺に穴がポコポコあいた患者さんしか来よらんのです。なにしろ人口二〇〇万のなかの、たった一つの病院で、そこへ三、四日以上歩いてくる患者というのは、そういう無医地帯のなかで薬草やまじないをやってもどうにもならなくなってから、かつぎ込まれるわけなんですね。

これではきりがないわと思って、やっぱり早期発見、早期治療でなければだめだ、こちらから出ていけば、かならず治療可能な患者がいるに違いないと思って、患者探しを始めました。生来山歩きが好きなので、趣味と実益を兼ねて歩き回ったんですが、なにしろ腹が減るのに食うものといえば、トウモロコシかヒエしかないんです。それが一週間も二週間も続いたら、もういやになって、夢に見ました（笑）。

若月　お米の夢ですか。

岩村　生まれ故郷、愛媛県宇和島名産のかまぼこが、ほんとうに泳いできましたよ（笑）。

ぼくは自分で診断して、これはホームシックだと思いました。このままでは狂ってしまうて、最愛のおかあちゃんにも苦労をかけるから日本へ帰ることにしとったんです。

そうしましたら、その団体の総主事であるミスター・リンデルという中国生まれのアメリカ人がやってきたんです。一年に一回査閲にくるんですね。その人が、われわれ一人ひとりの仕事の評価をやるんですが、それがきびしゅうございまして、彼はぼくにこういうんです。「あんたの報告書を見ると、この一年半に四〇〇〇人の住民検診をした」と。ぼくは「ああ、そうかいな」と思って、鼻がちょっと高くなったんです。ところが、彼は続けてどういったかというと、「四〇〇〇人の中から、たった一人でも、いい友をつくったか」と、ぼくに聞いたんです。で、ぼくはギャフンとなりましてね（笑）。それで、ぼくはそのときスパッと目のうろこが一つはげたと思ったんですよ。つまり、日本でやっていた技術主義、機械本位の目がはがされたわけなんですね。

## ●貧しいけれど豊かな心

若月　今の岩村先生のお話は、わたしにもよくわかりますね。日本の農村でも、それと同じことを経験していますよ。

岩村　あるとき、結核検診に行っていた村で、一人のおばあさんが、喀血して倒れたんです。ちょうど農繁期で、いくらお金を積んでも、おばあさんを病院までかついで行ってくれる人がいない。すると、一人の行きずりの旅人が、ちょうど病院のあるタンセンまで岩塩を買い出しに行くところだから、ばあさんをかついでやるというわけですよ。それで、なんと三日三晩、山を越えて病院までばあさんを運んでくれたんです。それで、ぼくは人夫費を少しはずんで出そうとしたら、その旅人にしかられたんです。「ドクター、わしは金をもうけようと思ってやったんじゃない。サンガイ・ジウネ・コラギだ」というんですね。「サンガイ」

というのは〝みんな〟とか〝協力して〟、「ジウネ」というのは〝生きる〟ということです。そして、「コラギ」は〝ために〟という意味です。つまり「みんなで生きるために」となり、それで「わしは若いし体力は余っている。このばあさんは年をとって体力のない病人だ。わしの余っている体力を、ばあさんにちょっと回してやっただけだ」ということになるわけですよ。これには、ぼくもたまげましたね。

それで、ネパールというのは、すごい国やと思いました。たしかに物は貧しいけど、案外、心は豊かじゃなかろうかと思いました。キリスト教の知識が、偉い牧師さんのお説教を通じてじゃなしに、目の前のはだしの裸同然の農家の人を通して、見えてきたわけです。

そんなわけで、日本から送ってもらった献金などの浄財《じょうざい》をまとめ、それからおかあちゃんのへそくりもみな引き出して、たった二五のベッドを入れた結核専門病棟を、ネパールの山中に初めてつくったんです。それで、着々成果をあげてると思ってやってることが、実は失敗の種をまきつづけていたことに気がついたんですよ。

若月　なるほど、なるほど。いったいそれは、どういうことですか。

岩村　完全看護で、ベッドにはのりを張ったシーツを敷いて、得意になって、さっそく、一人の患者を入院させたんです。ところが、翌朝回診に行ってみたら、四、五人いっしょに入院しとるんです。患者のおかあちゃんが、気が気じゃないって子ども連れで、一緒に寝とるわけ。はだしでシーツを汚したんで、完全看護を指導しておるイギリス人の看護婦が、ヒステリーを起こすわけですよ（笑）。

やっと家族に帰ってもらって、患者は病院の規則をよく守り、三カ月で退院したんですが、その模範患者は、それから三カ月目に一家をあげて病院へ引っ越してきてしまったんです。全財産を入れたふろしき包み三個を、頭にのせてね。それで、その模範患者がいうのには、「先生の教えのように、清潔、安眠を守るには、こうするよりほかはない」というわけ。一坪か二坪の土間に、親子が背中をくっつけて寝る、これが人生やと思っとったのに、結核になったおかげで、宮殿のようなところで王侯貴族のぜいたくさせてもらった。ああいう生活でなけりゃ結核は治らんと思ったんでしょう。

それに、もう一つは、レントゲンです。〝エックス・レイ〟（X線）という英語が、八六パーセントはネパール語の読み書きすらできない人の中に、ものすごく普及したわけです。目をつぶって、ジーッ、パチッてやられると、なにか効いたような気がするんですね。〝マジック・マシン〟（魔法の機械）を備えた病院は、さしずめ〝マジック・パレス〟（魔法の宮殿）やないか。その中には、かっこういい白いコートを着た手品師がウロウロしているわけですよ。ネパールの人たちには、どだいわからんような麻酔をかけて、眠らせといて腹を切ってみたり、縫ってみたりされ、目が覚めて傷がふさがっていたら、手品でしかないわけでしょう。

若月　なるほど。そう、そのとおりですね。

岩村　しかも困ったことには、ネパール人の洋行帰りのエリート医師は、それでなければ医療じゃないという教育訓練を、欧米で受けてきているんです。ご自分の国民の九十何パーセントの農民とは全然無縁なんですね。それで、これはあかんと思いまして、カトマンズへ出まして、在宅治療法にレントゲンじゃなしに、顕微鏡での発見方法というようなことをネパールではやらにゃいけんと思い、やり始めたら、ほかのお医者さんたちが猛反対するんですわ。お医者さんが、いちばん患者のためになる医療のじゃまになっておるんです。いま、ぼくの最大のカベは、このことですわ。医師でありながら、仲間と闘わにゃならんというのは、つらいことですね。

## ●まず体に触ってみること

若月　いまのお話、よくわかりますね。わたしたちも日本の農村の中で、先生と同じように朝から晩まで手遅れの手術をやったり、病気の早期発見のために、顕微鏡や携帯用のレントゲン器械を持って、巡回診療で山の中を歩き回りました。しかし、ただ器械を持っていって診療してやればいいというもんじゃない、病気をなくすにはどうしたらいいかということを自分で考えさせなきゃだめだ、ということに気づいて、みんなとの話し合いの機会を持つようになったんです。宮沢賢治の言葉に、「農村で文化活動をするんだったら、二つのことを守らなくちゃいけない。一つは、地主でなく小作人の立場になれ、もう一つは、演説をしちゃいけない、劇をやれ」というのがあるんですよ。それで、わたしは演劇をやるようになったわけなんです。

しかし、高度成長以後の農村は生活程度も上がって、いろいろの要求も強く病院にも各種の高度の器械が入りました。しかし、いま先生がいわれたように、検診屋になったらだめですね。ただ、器械でデータを出せばっていうのは、かえって悪影響があります。わたしどもの検診隊は、山の中を歩くときに、いちばんだいじなことは、やっぱり住民といっしょになって、いろいろ話し合うこと。それから、実際に医師が体を見て、触ってみること。それから保健婦さんなんかがよく説明してやること。さらに、向こうの意見を聞くことですね。これは、今日の日本とネパールとの場所の違いはあっても、気持ちの点では一致すると思います。西欧の技術を、そのまま日本なりアジアなりに持ってくることの危険性を、非常に感じますね。やっぱりそこに住んでる人の生活の中に、われわれが溶け込んで、彼らの立場でものを考えないといけませんね。

岩村　そうですね。こんなことがあったんですよ。うちで養っておるネパールの子どもが「お父ちゃん、たいへんだ」っていうんで行ってみたら、友達のお母さんが喀血して倒れている。首都カトマンズの郊外にあるわたしたちの基地病院、そこは二〇〇ベッドもあるんですが、そこから歩いて一〇分というところの家にいて、生活も中流だというのに、結核とわかっていて二年間も、その地方で有名なまじない師のところへ通っとったというわけですよ。ぼくは、この時代遅れのまじない師をなんとかして追放しなきゃいかんと思ったわけなんですが、ところが、そのぼくがまじない師のごやっかいになるというはめに陥ってしまったんです。

若月　ほほう、それはまた、どうしてですか（笑）。

岩村　あるとき、政府から預けられた保健要員生を連れて、山の中を歩き回っていたんです。ところが、にわかにぼくのお腹が、シクシク痛み始めまして、三〇分ごとに便所に通いますと、粘液と血液の混じったイチゴ・ゼリー状のが出る、そして熱がある。「おい、保健要員よ、診断はなんじゃ」といったら「細菌性赤痢だ」という。「うん、でかした」とほめたのはいいが、さあ困った。手持ちの薬をみな使ってしまって、もうないんです。保健要員生はかわいそうに、往復三日かかる病院へ向かって走っていく。ぼくは村長の家の軒先で、腰を抜かして寝とるわけですわ。すると、その村長さんが「おまえは、まことに役にたたん医者じゃ」というわけで、連れていかれたところが、なんと近くのまじない師の家だった（笑）。

そこで二人がかりで、ぼくにまじないをかけるわけですよ。ぼくの耳たぶを握って、ワーッとやって背中をどやしつけ、ゲーッと舌を引っぱり出してガーッと吐かしたりする。うそかほんとか知らんですが、ぼくの友人で生理学をやっとる者が、これをやると腸内の過敏なぜん動が一時おさまるというんですがねえ、先生……。

若月　さあ、それは、どうでしょうかね（笑）。

岩村　それから、なにか緑色の臭い汁を飲まされて、一晩ぐっすり寝たら、翌朝治っていたんです（笑）。

## ●夢は農村医科大学の誕生

若月　それは、ヒマラヤの霊薬というところですかね。

岩村　やっぱり、先祖伝来の家伝の妙薬で、ヒマラヤの薬草が入っとるということです。サフランの花みたいなのを絞った汁も入れましたね。

若月　なるほどね。

岩村　こうやって、彼らの仲間に入れてもらって、初めてわかったんですが、彼らはまず病気になると、最寄りのまじない師のところへ行く。それがだめだと、こんどは薬草専門家のところへ行き、そこがだめなら西欧医学に頼るというわけですわ。で、そこへ行くまでには五日以上かかって、手遅れになるのが多いわけです。

しかし、まじない師にも、いわゆるキツネつきみたいな変なのもいて、そういうのは、自然に排除される。ただし、村の長老がおるわけですよ。その長老は、自作農で経済的な余裕があるから、まじないを売り物にして食わなくてもいい。時間の余裕もあるから、村の相談役としてまじないを使って、身の上相談や医療相談にものる。自分の余裕を、もうけるためにではなく隣近所のために使う、これはイエス・キリストがいう隣人愛の実践じゃないかと思うが、そういう人が、非常に原始的な農業共同社会の中におるわけですわ。そういう人たちに、結核に関することとか、便所をつくったり、清潔な簡易水道をつくることを、教えるんじゃなく実際に見せておく。そういうことをやって死亡を減らしてるような、いわば生活改善の村へ〝修学旅行〟に行かしてあげるわけですよ。

若月　なるほど。

岩村　そうすると、彼らは自分で見てきたことを、うちの村でもやろうか、ということになるんです。こっちではあまり世話をやかないでも、三年くらいして行ってみると、彼らは彼らなりの保健をやっとるわけですよ。それでいま、保健要員生には、おまえらの最大の教師は村の篤農家やといっとるんです。

それで、コミュニティ・ヘルス（地域保健）の第一歩は、いかにして地域の人が計画に積極的に参加してくれるようにするかということですね。そのためには、医者とか保健要員生とか、偉そうな肩書きを捨てて、相手よりも低い立場になってしまう。そうしたときに初めて、農村の人たちは、自分たちで始める。あとは、われわれの専門知識と技術を簡素化して、彼らが日常使いこなせるようにしてやればいい。これは、あとで聞いたらWHO（世界保健機関）でもいってることなんですね。それをなんのことはない、ネパールの山の中で、農家の人たちから教えられました（笑）。

若月　よくわかりますよ、先生のいまのお話。ほんとうに胸を打たれます。日本でも、まったく同じことですね。

岩村　ただ、これから先どうしていいかわからんのは、先ほどのお医者さんたちに、こういうコミュニティ・ヘルスに、どういうふうに参加していただくのがいいかということです。

若月　こんどわたしのところで、これは農協組織なんですけれど、農村医学に関する医者の再教育をやろうとしています。「全国農村保健研修センター」というのですが、この一〇月から建築が始まって、来年（一九七七年）四月には開校になります。一応わたしがそこの所長になるんですが、これの精神は、いまの先生のお話に尽きるんじゃないかと思います。それから、わたしは将来、農村医科大学をつくりたいという大望を抱いているんですよ。

**岩村**　ぼく自身、ここまでくるのに一五年かかっちゃったんですが、後からくる若いお医者さんに、なるべく早く一五年を二、三年で、目のうろこをとってもらって、一人でも多く、この戦線に参加してもらいたいと思います。

**岩村　昇**（一九二七年生まれ）対談当時、日本キリスト教海外医療協会ネパール派遣医。帰国後、神戸大学医学部教授を経て二〇〇五年逝去。

**初出**「農山村の医療一筋に」『家の光』一九七六年一一月号、家の光協会。

# 病院・コミュニティ・患者の権利とバイオエシックス

木村利人
若月俊一

## ●民衆にとっての医療

木村　今日の最初のトピックスとして、日本の医療の展開の過程で、人間としての患者の尊さ、というような意識はどのように展開されているかということを、お伺いしたいと思います。

若月　そうですね。患者の人権を守ることについては大ざっぱにいいますと、今まではヒポクラテスの箴言《しんげん》（戒めとなる言葉）みたいなものが、私どものよりどころだったはずです。非常に古くさいもので、今日のような科学の進歩した時代にマッチしているとは到底いえませんが、これをいわば医者のモラルとして、患者の人権を守ってきたということではないでしょうか。

ご承知のとおり、民衆にとっては医者というものは元来が権威者なんですね、いろいろな意味で。アカデミックなオーソリティというだけでなくて、メディシンというもの自身がおっかない存在なんですね。今日のような進んだ技術という意味だけでなく、何か独特な巫女の力みたいなものを感じている。民衆はこれを神様から授けてもらう、あるいは医者の特別な仁術のような慈恵心からいただく、というような考えが基本的にあったのではないでしょうか。ここからは、本当の意味での患者の「人権意識」はでてきませんね。ここに、これから私どもが打ち越えねばならぬ大きな問題があるのではないでしょうか。

私がここへ来て農村医学を始めたモチーフは、都市と農村の医療の格差をなくさねばならぬということでした。今日ではそれほどではございませんが、今から三〇年、四〇年前はその差が非常に大きかった。それはヒューマニティの名において許されない。対等でなければいけないのではないかという一種のデモクラシー精神がありました。

ですから、同じコミュニティ・メディシンを志向するにしても、特にルーラル・コミュニティのメディシンに力を入れてやったわけなのです。それはセンチメンタル・ヒューマニズムかもしれませんがね。

こちらに来てみますと、確かに農民は医療というもの、医療技術に対して恩恵的なものを感じていました。「ありがたい」ものなんですね。医者は神様なんですね。ですから、当時のお医者さんは威張っていましたよ。

わが国の農村では、大正から昭和にかけて、「無医村解消」の運動が起こりました。村に医者がいなければ仕方ない。ところが医者は村に来ない。いくら日本の医学が世界一だといっても、地域に医者がいず、病院がなければ、住民は医療を受けられないのではないか。一九六〇（昭和三五）年になって「国民皆保険」にはなったが、保険証だけ持っていても医者がいなければ、病気は治らない、「お医者さま、やーい」ということなのです。そういう実情の中では患者の人権なんかない……。

これをなんとかしなければならないというのが私どもの考えで、その精神で、この山の中に病院をつくったし、また病院を大きくもしたのです。私どもはこれを住民のニードと呼んでいるのですが、このニードすなわち客観的需要性の段階では、まだ患者の人権意識は確立されていたとはいえませんね。少なくとも今までの住民の意識の中にはですね。

## ●患者の意識の変貌は

木村　戦前から終戦後、そして現在へと先生が実際に患者さんに接してこられて、患者さんの意識は変わってきていますか。

若月　ええ、それはたいへん変わってきていますよ。戦後の高度経済成長がそれを押し進めました。また、私どもも変わらせるようにいろいろと努力も致しました。住民の意識の変革こそ私どもの最後の目的でもありますからね。地域の中の方々に、医療の民主化についてのプロパガンダをして歩きましたし、それは今でも懸命に続けております。

プロパガンダといいましても、理屈を説いて歩くのではありません。あくまで農村医療の具体的な現実的な問題を通して農民に納得してもらうのです。そのために、毎年五月には病院を開放し〝病院祭〟と称して衛生展覧会を開き数万の人を集めています。もちろん、私自身も村を回って農家を訪問したり、農民体操を教えたり、地域の話合いに参加したりします。

部落の公会堂に村の人を集めて自作の映画もやりますし、病院の劇団部が村へ行って劇をやることもあります。また、私どもの病院には、それに接続して五〇〇人が収容できる教育ホールや六〇人が宿泊できる研修センターも持っています。そのようにいろいろなチャンスを使い、また施設を利用して、意識の向上のために全力を尽くしているつもりです。

しかしながら、意識の改革なんていうことは、そう簡単にできるものではないと思います。そう楽観的に民主化などは考えられないんです。先ほどいいましたように医療は元来、民衆にとっては高い所のものですからね。何しろ、村にはもともと医者などいなかった。医療なんてものは村にはなかったのです。いったい私などは、その無医村をなくそうという運動に参加してこの信州の山の中に来たんですからね。この佐久地方一帯はほとんど無医村だったのです。一九四五（昭和二〇）年に私が来るまでは、病院なんぞ全然ありませんでした。だから、この地方の農民は、盲腸炎になっても、手術なんかできなかったんです。私がここに来て、初めて手術が容易にできるようになった。

古老の話によりますと、盲腸が破れて、みんな汎発性腹膜炎になった。それを「腸満」と呼んでいたといいます。発病して四、五日経ってから、痛みのために障子の桟につかまりながら死んでいったといいます。

木村　大変でしたですね。

若月　そんな病気が、昔はたくさんあったというんです。私が来たころも、伝染病や寄生虫病がたくさんあった。肺結核も多かったし、脚気もたくさんあった。それなのに、農村に医者はいなかった。もっともこれは開発途上国ではどこでもそうです。今でも、へき地や山間地帯には医者はいない。これが通則です。そこには民主化への要望などない。

ですから、いま問題になっている〝プライマリ・ヘルス・ケア〟のプライマリという意味が、英米のような先進国とアジア、アフリカ、ラテン・アメリカなどの開発途上国のプライマリとは意味が違うのです。前者の場合では、セカンダリ・メディシンの対立物ですが、後者の場合では、何もない所でのベイシックなものという意味になるのです。

木村　でも、先生が最初にいわれたような意味の非常に権威を持った「伝統医学」があって、それが魔術的な医療の要素も含んでいるわけですね。近代的な意味での医師はいなかったけれども、ヒーラー（癒し人）がいたんでしょう。

若月　ええ、それは確かにいたでしょう。

木村　ですから、恐らくは日本にも、そういう意味の癒し人みたいな人がいて、まあおまじないなんかも含めて……。

若月　ええ、おまじないはたくさんあったようです。わが国の歴史を見れば、奈良、平安の昔からたくさんのシャーマン（祈禱師）が医療に活躍しています。おまじないは特に農村に多かったようです。源氏物語などでもあやしげな祈禱師が朝廷に出没していますが、これは今日的意味では医者とはいえませんね。

## ●欠如している公共的考え方

木村　医学は特権階級や医療の専門家などのためにあるのでなくて、先生の言葉でいえば民衆のもの、つまり公共のもの、公共というと日本人はどうも向こう側にあるような気がするんですけれども、そうでなくて私たち皆が作り上げていくものであるというような発想の展開で、無医村をなくしていこうというようにつながっていくのですか。それとも先生ご自身の非常にヒューマニスティックな、同情心みたいなものでしょうか。

若月　単なる個人的同情心であってはならないと思いましてね。それで、この病院の設立主体である農業協同組合の精神に結びつけて運動を展開したんです。日本の農業協同組合の精神は、少なくとも大正から昭和の初年にかけては、自分たち農民が零細な金を集めて、自分たちの力で農村に病院をつくり、診療所をつくるという運動をしたわけです。政府や医師会は無医村問題に何も手を打ってくれませんでしたからね。その協同組合的伝統がいまの厚生連に継承されているわけなんですがね。

他方、私自身がヒューマニスティックなセンチメンタルな方法で運動してきたことは否定しませんけれども、しかし地域住民の運動として、それを皆に理解してもらいながら発展させようという努力があったからこそ、この病院も大きくなったのかもしれませんね。

その点では、私どもの仕事が、広い意味で、パブリックなものを打ち立てようという運動だったと考えていただいてもいいかと思います。ただ、それがあまりうまくいっているとはいえないいんですが。

木村　それで日本の過去、現在そして未来にわたり、あまり変わらないと思われるのは、医の権威的な発想です。

素人が専門的なことに口をはさむ余地がないのは当然と、本音も建て前も恐らくそうだと思うんですけれども、そういう自らの職業の権威を守るための医学では、広がりを持った開かれた社会の人びとのための医療という方向になかなかいかない。

アメリカではそういう点、医学は公共のものという意識が強いのです。特に医学教育では、そのプロセスで政府の財政援助や研究助成が相当出てきますし、社会的責任もそれだけ大きいわけですから、そういう発想が民衆の側にも相当ないと、意識の変革が起こらないわけです。

若月　そういうことだと思いますよ。確かに医療の問題もそうですが、医療以外の諸問題でも、欧米のようにもっとパブリックなものの考え方が社会の底に浸透していなければならないと痛感しますね。

では、私どもはどう実践したらいいかということですが、とにかく日本では市民意識citizenshipがまだ確立していない、という現実があります。このことをよく理解してかからねばならないと思うのです。

「地域」――コミュニティと簡単にいいますが、いったい日本に本当のコミュニティと呼ばれる社会があるのかどうかというと、これははなはだ疑問ですね。特に農村地域にはですね。だから、私どもはむしろ、これからの「コミュニティづくり」に保健の運動を「役立て」ていかなければならないと思っているくらいです。

私どもはよく「地域社会」という意味で、コミュニティという言葉を使っていますが、実は community ではなくて municipality、すなわち自治体、市町村を指していることが多いのです。私どもが一般に「ムラ」と呼ぶとき昔のような共同体の「ムラ」でなく、市町村自治体を指していることが多い。これが混乱のもとになっています。

今日の自治体 municipality は厳しく自治省の管理下にあるといえましょう。だから、俗に「三割自治」とか「一割自治」とか呼ばれていますけれども、本当の意味での自治ではないという面があることを見逃してはならないでしょう。

もちろん、自治体の形は取っています。町長も村長も選挙で選ばれるんですから。ところが、この選挙がまた問題なんですね。金が使われ、ボス取引が行われている。本当の意味の意識の改革など、まだされていないんですね。

「ロッキード事件」をご存じでしょうか。これに対する国の取り扱い方はアメリカのウォーターゲート事件とはだいぶ違うような気がするんですよ。被告人が堂々と国の政治全体を動かしているんですからね。最高裁へ行けば必ず勝つと威張っているというんですがね……。これが、日本の現実なんでしょうね。

いわんや地域の末端においてはですね、上がそうだから、下もみんなそうだ、といってもいいくらいなんですね。これはちょっと言い過ぎかもしれませんが。

## ●日本での「患者の権利」の芽

木村　私は今、アメリカにおりますが、私自身はタイで四年生活しましたし、ベトナムにも二年間おり、各地でいろいろな医療を見、また実際に、日本でもベトナムでもタイでもスイスでも、いろんな所で患者になっているわけです。アメリカが他と異なるのは、医療の単なる対象としての患者ではなくて、やはり医療の参加者としての患者という意識がたいへん強く、医療のむしろ主体となってきていることです。それで最後のディシジョン・メーキング（意思決定）は、むしろ患者がするというような方向が、国際的にもはっきり出てきています。

若月　すばらしいですね。

木村　もちろんアメリカでも、ご専門の先生方の中には、ちょっと納得できない、医療行為の主体は医師であるという先生もいらっしゃる。

では、日本でこの動きが出ているのかどうかを見るとき、先生も参加された「和田心臓移植（一九六八年）の批判」の事件にその緒があると思います。確か一九七〇年には先生は請願書に署名なされて、「病者のための人権」宣言をいわれています。

若月　あのときの一三人の中に入っています。当時、心臓外科のS君に電話で注意されましたよ。S君とは大学で同級ですから、仲がいい。「きみだって外科医だろう。きみだけだよ、あんなことというのは。外科医同士で……」と。私は「だって納得できないもの」と答えたんです。

木村　その一九六〇年代後半が日本における患者の人権意識の高まり、素人であっても発言しないと大変なことになるのではないかな、というのが一般の人たちの間に出て来たはじまりではないかと思うのです。それから、医療従事者の間にも患者の人権とはなんだろうか、と考える雰囲気が出てきました。

若月　そうかもしれませんね。あのとき、信濃毎日新聞から問合せの電話がありましてね。
　当時、私の病院でも、心臓外科をやっていましたから「うちの心臓外科でも移植ができないことはない。だけど、動いている心臓を取るには、その手続きが大変ですからね」、と答えたことを覚えています。

木村　手続きをきちんとするということですね。

若月　はい、まだあのころは脳死なんていうこともはっきりしていなかった。しかし、少なくとも大学ですから、心電図と脳波をとって納得を得るのが当然でしょう。それをよくしてないという。それがおかしいといったのです。手術がいけないといったわけではない。動いている心臓を取るのに、きちんとした手続きをしないでやるのは人権無視につながらないかといったのです。

木村　当時の白十字会村山サナトリウムの野村実先生とか、東京医科歯科大の佐久間昭先生、阪大医学部の中川米造先生、医事評論家の大渡順二さんや石垣純二先生などもご一緒に署名されていましたね。

ところで、アメリカでは、アメリカ病院協会が一九七二年に「患者の権利章典」というのを、単独の形で出しているんですが、それから一〇年余ずれまして、今度日本病院会が「患者の権利宣言」ということを積極的に取り入れていこうということで、「勤務医マニュアル」の中に入れましたね。

若月　そうですね。私は今、その日本病院会の副会長をやっていますから……。

### ●「勤務医マニュアル」と患者の権利

木村　そこでお伺いしたいのは、日本病院会では「患者の権利宣言」として独立した形で出さないで、「勤務医マニュアル」の中の四章の終わりのほうに少し出てくる程度です。これは、なぜなのでしょうか。
若月　なるほど、まずいですね。
木村　それが日本の現状の反映であるということですか。
若月　そういうことでしょうね。私は副会長ですが、そこまでは厳しく文句いえませんね。そこまで理屈を言い出したら、きっと一般会員から遊離してしまうのではないでしょうか。そうでなくても、私なんかイデオローグとして遊離しているかもしれない……。
木村　日本の医学界、あるいは病院界のコンテキストで、「患者の権利」なぞということを、それだけで独立した一つの重要宣言として出すのはできにくいということですか。
若月　そういうことでしょうね。とても……。
木村　あの四章の中に入っただけでも、大変なこと……。
若月　そういうことです。裏返していえば、住民―患者のほうにも本当のアメリカ流の市民意識やコミュニティ観念がまだ確立してないということにもなりましょう。一般論としてですがね。しかし、これからは段々に進んでくるとは思いますよ。
木村　ですから、患者の権利宣言は市民意識を日本に作り出していく一つの手掛かりにもなると思うんです、私は。
若月　全くそのとおりです。

木村　私は一二月の下旬に、一八四〇年代にできたセント・エリザベス精神病院を訪問しました。この病院は、「患者の権利」を見ないで暮らすことができないようになっています。つまり、ホールの正面、病院の中にある郵便局の前、それから洗面所の横とか、職員のための掲示板の横とかに、一九カ条の「患者の権利」を書き記したポスターが大きく貼ってあるんです。もちろん、患者の権利擁護部やそのための専任スタッフもいるのです。そして、絵入りの患者の権利解説書もあります。特に面白いのは、字があまり読めない人のために解説が半紙大で一枚一枚刷ってありまして、好きなものをちぎって取れるようになっているんです。

小さなパンフレットにも同じように、例えば“Saint Elizabeths Hospital-Patients' Rights and Responsibilities”,“You have the right to:”と書いてあって、次に“privacy and dignity,”更に“You have the right to treatment regardless of race, religion, sex, culture, age or handicap.”など一九カ条書いてあります。

それでいま、お伺いしましたところによると、そういうものはとても日本の状況では論議もできないほど問題が多いということですか……。先生が年来説かれてこられたような市民意識の変革の手掛かりとして、医師だけでなく、患者さんやマネージメントスタッフあるいは検査技師などのコ・メディカルスタッフも入れながら、マニュアルの一部としてでない独自な「患者の権利宣言」を作り出せないでしょうか。

若月　そういうプロパガンダをもっと勇敢にやらなければいけませんね。
木村　患者さんの人権が全くどこかへ行った医療というのは、あり得ないわけでしょう。医療は本質的に患者の尊厳を守るための治療行為のわけですから。
若月　そのとおりです。
木村　そういうようなものを基本の一つの了解事項として作り出していくということをいま手初めに……。
若月　これからでしょうね。
木村　そうすると、「勤務医マニュアル」なんていうのは、一つの提案にしか過ぎないんでしょうか。
若月　残念ながら今のところ、そういうことじゃないでしょうか。
木村　そうすると、アメリカとは約一〇年以上遅れています。
若月　すみません。
木村　医療の国際的な潮流から約一〇年以上も遅れたらもう大変なことですね。
若月　そうですねえ。
木村　アメリカなど先進国では、むしろ医師を守るために、こういうものが出てきた面もあります。医療訴訟が増えていますから。

ですから、患者の権利というと日本語の語感が強く、医師の側は自己保身で防御的になってしまう傾向が見えると思いますが、実際には医師のほうはむしろやりやすくなると思うんです。

そして、患者の人権も守られ、医師の人権ももちろん守られるという方向で、例えば農協病院で「患者の人権宣言」を出すということは市民意識の変革に結びつきませんか。

若月　それは結びつきます。いいことだと思います。しかし、アメリカではホスピタルの多くは、そもそも設立自体がパブリックなものじゃないでしょうか。

木村　そうですね。コミュニティのものであり、一般の人びとにより支えられているという意味では。

若月　日本では、本当の意味のコミュニティがないですからね。アメリカは西欧のルネッサンスを経てきた伝統があり、キリスト教的な思想もみんなの心の中にあるんでしょう。日本にはそれがないんですね。

## ●コミュニティと教会の役割

木村　私が住んでいるバージニア州アーリントンのカウンティで、病院との結びつきとかホスピスとの結びつきを、ボランティア活動としてどうオルガナイズしているかというと、やはりコミュニティの中の教会が中心ですね。

若月　いいですね。それに比べて日本の仏教は何をぼやぼやしているんだといいたいですね。

木村　教会が教えていることのポイントの一つは、人間として生きるということは自分が他者と一緒に生きるということだ、ということですね。だから自分の持っている限られた時間を捧げて生きることも、人生の生き方の大きな枠の中に入るわけです。だからボランティアというのは、時間や金や才能に恵まれた人が病気の人や困っている相手に何かやってあげるのでなく、それが人として生きていく一部なのです。

若月　そういう考え方が基本的に大切なんですね。

木村　ですから、そういうものが基本にあると、人生が自己中心的にならないのかもしれないですね。

若月　先生が書いたものを読みますと、ボランティア活動のもとにはいつも教会が動いていますね。これはうらやましいです。日本のお寺にはそれがない、といってもいい。

木村　ですから、先生の病院では地域のための社会・文化活動が数多くあるようですけれども、そういう中でコミュニティづくりの核みたいなものを、病院が作り出せればと思います。もちろん、ここではおやりになっていることですけれども。

若月　一所懸命にやろうと思っているんです。いや、やります。

木村　それと同時に、アメリカの一つの例を申し上げますと、ホスピスにしても在宅中心のプログラムですし、ヒューマン・サイズです。ホスピスケア施設のベッド数も一〇前後の所も多いんです。

私が腎臓結石で手術を受けたハーバード大学系列のオーバーン病院でも、また他の病院でも、わざわざ構造は大き過ぎないようにつくるわけです。人間の感覚を取りもどせるように。ロビーに入ると、別荘ふうのポーチがあったり、部屋もやたらと大きくなくて、廊下もそんなに広くないんです。そういう中でボランティアの人が牧師やもちろん医療スタッフとの連携のもとに、短時間ではあっても、ベッドのそばにいて患者に語りかけたりします。

ご存じかと思いますけれども、ミールス・オン・ホイールズといって、地域の在宅や寝たきり老人を訪問して、車で食事を運んで回るボランティアもいます。

若月　それは読ませていただきました。いいですねえ。

木村　それから、元気な老人の方々がある程度、動ける間は喜んで奉仕しようということで、八五歳の人が六五歳の人に電話をかけるボランティアなどもおります。

そういう一つの「隣人への奉仕」ということが、ボランティアの基本にあり、それがコミュニティと結びついているんです。ですから、これからは農協のようなコミュニティをベースに展開した病院が、欧米における教会とまた違った独自の役割を日本で果たしていけるのではないかと思うんですが。

若月　全くそのとおりです。同感です。しかし、率直にいってわが農協自体に、協同組合精神が希薄になっている面もあるんですね。

考えてみると、日本は戦後急速に近代化した面もあります。これは結構なことなんですけれど、一番大事な「人間性を尊ぶ」という精神が抜きになってしまった。医学の面でも、技術だけが一気に入ってきて、「人間」がどこかへ行ってしまった。これは社会全体についてもいえます。

それを受けるヒューマンな考え方自身が確立せず、精神が近代化されていないところに、科学技術と高度の資本主義が入ってきますと、アンバランスが出てくることになるんですね。その社会的ギャップに私なんか苦しんでいるわけでしょうね。

木村　大変厳しいご指摘ですね。

若月　確かに、人間性を守ることを支点にして、地域の中で仕事を展開していかなくてはいけない。ただ理屈をいっているだけではしょうがないですからね。

## ●まず「宣言」か「意識」か

木村　ですから、先生が個人として苦労されたことをオープンにして歴史に定着させていくには、「患者の権利」が手掛かりになるのではないでしょうか。

つまり、アメリカではすでに患者の権利擁護官（Patient Rights Officer）といって、患者の権利を守る専門のスタッフを病院や医療機関においているのですから。

若月　いいですねえ。私の病院でもソーシャルワーカー（ＭＳＷ）が五人もいて、それぞれ福祉の仕事をやっています。しかし、患者の権利を主張するところまで強く積極的にやっているかどうか……。

木村　更に、倫理的な意志決定の必要性が出てきますので、バイオエシックス（生命倫理）の専門家が入って、ご専門の医師に意見を押しつけるのではなく、いろいろな価値観でこういう考え方ができるということを示しながら、病院を人間的なものにしていこうとすすめています。こういうような形で「患者の権利宣言」を出す方向に持っていけないでしょうか。

若月　できますね。ただ、患者の権利の主張はやるべきことですが、患者の意識がそこまでいっていない状況で、そのことだけを押し出すのは躊躇しますね。

木村　いや、ですからそこで、つくるプロセスで一緒にやるということです。患者さんたちと一緒になって先生のいわれる「民衆の医学」を作り出すために。そういうプロセスに一歩踏み出す決断をする時期に、日本の医療は来ているんじゃないでしょうか。

若月　そのとおりです。先生のいっていることはよく納得できます。

しかし、繰り返しになりますが、私がこの現場で一番重きを置いているのは、「民衆のための医学」という考えがまだ一般に定着してない現実を、どうやって変えていったらいいかという方法論なのです。

まだ権威への隷属的精神が根強く残っていますし、それに対する恐怖もあります。他方、地域の中にまで官僚システムと政治家との癒着が広く行きわたっており、アメリカのように、デモクラティックに不正なものを批判するような市民意識が発達していませんからね。

木村　アメリカにも、もちろんいろいろな問題はあります。

若月　でも、やっぱり違いますよ（笑）。そこで、一番大事なことは、民衆の中にデモクラシーを確立することだと思うんですがね。これが難しい。何しろ私どもは病院の医者ですからね。その立場を守りながらやらないと〝飛びはねた〟ことになりやすい。単なる思想宣伝と思われぬようにやることが大切です。人間の権利はお互いに守り合わなければならない。そして、人間の権利とはお互いが幸福に生きることだ、ということはいえますね。

そして、医療は元来、お上から授かったり、医者の仁術からいただいたりするものでなく、民衆自身のもの、社会のもの、したがって、住民自身が自分でつかむものでなければならないということはいえますね。それが、近代的な市民意識の自覚へ結びつくことは確かです。

そういうステートメントを出すのはいいと思います。やります。しかし、それだけではね。大切なことは、そういう宣言をいかに民衆に肌で分からせるかということです。

医療は、治療だけでなく保健や福祉の問題でなければならない。「メディシンからヘルスへ」ということだって具体的に民衆に身をもって分からせなければと思って、私どもは実践してきました。ステートメントだけでは民衆は興味を示さないのです。インテリやジャーナリズムにはそれでいいでしょうがね。

日常の具体的な「住民の中に」入っての包括医療の実践が、もしそれに教育活動を伴うならば、自然に彼らの人権の自覚につながるんじゃないでしょうか。

患者の権利という言葉だけを出しても、患者さんたちはぽかんとしている。じゃ医者の権利はどうするのか、などと病院の職員自身の権利のほうのことが出てくる始末です。患者さんの権利も大切だが、そうかといって職員が過労になったのではかなわない、そんなところまで要求されるんじゃかなわない、アメリカと違って入院費は一〇分の一、したがって従業員の手当ても一〇分の一、そういう点も考えなくては片手落ちだ、なんていう意見も出てくる始末です。

従来のメディシンを広いヘルスの仕事に拡大していこう、それが住民のためになるんだということを、日常の実践の中で示せば、だれでもが納得するのではないでしょうか。

その日常的実践を通しながら、民衆の中でそういう感覚を作り上げ、それを、患者の「権利の自覚」へもっていきたいと思っているのです。もちろん、それは先生の主張する「権利宣言」の公表の肯定につながるものです。

木村　外国のものをそのまま入れるというわけにはいかない、ということですね。

## ●歴史的過程か現実か

若月　そういうことです。早い話がサイゴンに行かれても、バンコクへ行かれてもそうだと思いますが、農村の中にヨーロッパ流の考えをそのまま持っていっても、なかなか……。医者も看護婦も、病院従業員さえもよく分からないのでは……。

木村　いや、必ずしもヨーロッパ流というのではなく、「人間の尊厳」ということは、第二次世界大戦の惨禍、特にナチスドイツによるユダヤ人に対する虐殺とか、日本のアジア諸地域への侵略ということから、再び戦禍を起こさないようにという願いを込めて作られた一九四八年の「世界人権宣言」の趣旨に沿って出てきた一つの人類の共有財産です。

若月　潜在的に人間はみなそういう精神を持っていると思いますね。人種とか貧富とか、あるいは南北とか文明の発展度とかに関係なく、「人間の尊厳」的な感覚はあるのではないでしょうか。遅れている人びとの中で、それを掘り起こす運動が大切で、宣言発表はまあ二次的問題ではないでしょうか。

木村　しかし、権利の宣言というのは具体的に勝ち取った形でもって出てくるんです。だからあと先の問題でなく、歴史的に出てきたという事実を踏まえて、先生のいわれたような運動を展開していく。私は法律家ですから、ひとつの枠組みがなくてはいけないと考えています。患者の権利運動の展開のひとつの手掛かりとして、専門家、非専門家が分野を超えて共同作業をすすめてほしいと考えています。

若月　アメリカでも日本でもナイロビでも、どこでも人間には共通な感覚があるはずです。その共通なものを掘り起こす努力をしないで、ただ法律や宣言だけでいこうとすると運動が阻害されることが多いのではないでしょうか。農村医療の現場では、そういう場面にイヤというほど出会っているんです。

木村　そうですか。

若月　確かに宣言は歴史的な産物です。その国際的なものをできるだけ利用するのは当然ですから、私たちの仕事に非常に有利に役立つことは確かです。また、そうしなければいけないとは思います。
しかし現場では、いきなり宣言で人を動かすことは必ずしも良くはないことがあるのです。もちろん動かすことはできます。こういう宣言ができているから、われわれもやろうということはいえますが……。

木村　それと、医療というのはいろいろな意味の人体実験の要素が入ってきますね。

若月　そうです。

木村　それで先生にお伺いしたいんですが、日本では、人体実験はやってはいけないことになっているのですか、建て前上。

若月　やってはいけないんでしょうね。しかし、こっそりやっている面はありますね。

木村　こっそりやるということは、建て前上ではやらないから、人体実験に関するレギュレーション（規定）は一切ないわけですね。

若月　そういうことですね。

木村　アメリカでは、人権の観点からも、医学の本質からも、ある長期間にわたる動物実験、それから被験者の人権の保障や安全性の確認があれば、最後の段階では患者の十分な同意を得た上で、人体実験をやっていいことになっていて、ガイドラインもできています。ところが、日本にはできていません。現実には人体実験されているわけですから、日本も国際レベルに合わせて、考えていかなければいけない時代になっているのではないですか。

若月　それはそうです。

木村　ですから、きれいごとだけを言えないです。ドイツ、イギリス、フランス、スペイン、アメリカはもちろん四〇カ国で人体実験の基準ができています。

若月　スモン薬害なども、そういうところから出てきたんだと思います。そういう患者の納得を得なければならないというガイドラインがないから、いい加減に医療をやることになるのではないでしょうか。スモンなども製薬資本だけの問題でなく、その薬を使った医者自身にも責任があると思うのです。

それにしても、私がアメリカでうらやましいのは、いろいろな消費者団体が大活躍していることですね。それが、日本では非常に弱いんですよ。もちろん、戦後、結核患者同盟などもありましたが、特殊的でしたね。最近、障害者や難病患者の対策などにいろいろな形で組織されてきましたけれど、まだ、バラバラの傾向が強い。全体が「患者の立場」から統一されてくるといいと思うんですがね。これは非常に重大な今日的問題だと思うんですが、決して容易ではないです。国や県が医者の責任を追及しようとして始めた例の「医療一一〇番」にしても、今のところ掛け声倒れになっているようです。公害運動もどちらかといえば散発的のようですし……。

今度やっと、難病のいろんな組織がまとまろうとしているようですけれども……。

木村　実はいま、一時日本に帰ってきているのは、その難病の、厚生省関係の団体である医学研究振興財団のシンポジウムの基調講演者の一人として招かれたからなのです。

バイオエシックスという基本の視座がないと、ますます専門が分離して、もうまとまりもつかなくなっているのが実情でしょう。DNA診断、胎児診断など、医学はますます、生まれてから後の治療よりも、むしろ生まれる前の治療のような健康の保全の方向に進んでいますから、バイオエシックスという基本の視座でもって、もう一度、医学をとらえ直さなければならない、ということです。

## ●市民意識の高揚に向けて

木村　そこで、最後にお伺いしたいことは、先生が築き上げてこられた、またいろいろな意味で日本の医療にインパクトを与えたこの病院が、これからどういう方向に向かっていくのか、ということですが……。

若月　さあ、そんなインパクトを与えたかどうか。私としてはただ、貧しい農山村にまともな医療を打ち立てようというばかの一つ覚えだけでやってきたし、これからもやっていくつもりですが……。しかし、まだ問題はたくさんあります。あえていえば、「医療の民主化」ということですが、これは、先生の唱えるバイオエシックスの精神に通じます。問題は、これをこの山の中の住民とともに実践していかなければならない。病院として具体的な問題を片付けていかねばならない……。

木村　病院の運営面では、経営上の財政問題とかスタッフの問題とか、いろいろございますでしょうが……。

若月　もう、たくさんあります。

木村　何が一番ネックですか。

若月　二つございますね。病院という立場からいいますと、やはり経営を問題にしないわけにはいきません。これから医療費抑制政策が進む中で、経営はきっと非常に苦しくなるでしょうから。

私の病院の経営主体は農協厚生連で、「公的病院」すなわちパブリック・ホスピタルということですが、実際には国や県、あるいは市町村などから何の財政的援助も受けられない。建設に際し、農協から出資を受けるだけなのです。経営に関しては、全くの独立採算制で、私的病院と変わりありません。

そして、その出資金も貧しい農民から集めたお金ですから、配当もきちんとしなければなりませんしね。

次の問題としては、先に述べましたように、地域社会に市民意識がまだ確立されていないという実態ですね。地域の政治家や官僚がとかく威張っている。その中で「医療の民主化」を進めていかねばならない。そこに問題があります。これは病院の外にも、そして病院の中にも……。本当は経営より、こちらのほうが基本的問題ですね。この病院は、山の中の寒村の中なのに、経営がうまくいってるとほめられることはありますが、結局、患者が信用しているから集まって来るのかもしれませんね。

木村　日本のシステムは、「ひと」を中心に動いてきたと思うんです。この「ひと」ということは非常に大事で、大きな影響力があるわけです。例えば、この病院が若月先生の「ひと」――人格の反映としてある、というように。

ところが、バイオエシックスを考える場合、「ひと」の要素ももちろん十分に取り入れながら、システムをオープンにし、パブリックにしていくことが重要な要素です。

そのためにはバイオエシックスに関係する臨床上のいろいろな問題をライト・ダウン、つまり公的な記録として「書き下ろすこと」、そして文書にして集積し、共有のものとして作り上げることだと思います。ともかく書き下ろさなければ、だれかの頭の中に入っていても、その人がいなくなれば終わってしまいます。

若月　なるほど。

木村　ですから、そういうひとつのバイオエシックスの公共政策としての方向づけを未来に向かってやっていける病院の一つとして、この厚生連の病院はあるのだと考えますけれど……。

若月　確かにそうですね、ご趣旨は本当に分かります。賛成です。私自身、十分ではありませんが、そういう方向でやってきたつもりです。

木村　いま、ここに本を持ってきていますけれど、これは『American Civil Liberties Union Handbook』の一冊ですが、"The Rights of Hospital Patients"です。編集者はジョージ・アナスというボストン大学の法律学者です。この本が出た後で、「あなたは次に何の本を書きますか」と問われ、書いたのがこちらです。何の本だと思われますか。

若月　今度は医者のほうですか。

木村　はい、『The Rights of Doctors, Nurses and Allied Health Professionals』です。

若月　なるほど。両方なくてはいけない。片方だけ出されると、片手落ちになりやすい……。

木村　それで先生、時間的なズレがあるわけです。まず、患者の権利宣言が出て、更に、医療従事者の権利が出てきて、これらが一つになって、そしてまた新しく展開していくわけです。これはやはり、社会がそういうあり方をサポートしているからなのです。

若月　社会的ニードね。

木村　一般の人たちが医療を方向づけるという時代になったんです。それを無視して、医療などの専門権威者がこういっているというような形では前進できない時代ですから。

若月　いいですね。日本も、そこへ当然行くと思いますよ。また、そうでなくてはならないでしょうね。現場にいますと、いろいろと難しい問題はありますけれども、今日承った内容は、私ども自身の精神でもあります。アメリカ的思考を取り入れて、私どもも、もっと大胆にやっていいでしょうね。その意味で大変勉強になりました。「患者の権利」を生かす具体的方法をもっといろいろと実行し進んでいきたいと思います。

**木村利人**（一九三四年生まれ）　対談当時、ジョージタウン大学ケネディ倫理研究所・国際バイオエシックス研究部長。現在、恵泉女学園大学学長、日本生命倫理学会会長。

**初出**　「病院・コミュニティ・患者の権利とバイオエシックス」『病院』四二巻六号、一九八三年六月号、医学書院。

# 若月先生と私

徳永 進

「村で病気とたたかう」、若月先生の約四〇年前の岩波新書の書名だが、そのころぼくは医学部五年生、ポリクリが始まったころ。若月俊一のこの姿勢と思想を受け継いだ医者にならねばならない、と思った。あのころは公害の水俣病でも、強制隔離収容されていたハンセン病でも、長期入院を強いられていた精神障害者（多くは統合失調症の患者さん）、身障者、被爆者、貧困者など、社会の大きな矛盾を抱えた問題がズラリと並んでいた。社会的な問題に関心がある医学生は少数だったが、それらのことに関わりたいとぼくらは思っていた。「人民と共に」「人民の中へ」という若月俊一の言葉には、強い引力を感じていた。「農民とともに」というスローガンにも引力を感じていた。そのころ医者になったぼくらにはある種の正義が必要だった。自分が医師という、社会的優遇を得るには、その当然の返礼として、社会のために尽くし、働く、という内なる宣言が必要だったのだろう。

それは当然のこと、と思った少数派のぼくらは、若月の思想に従う、と思った。

医者になって五年が経ったころ、ぼくは故郷の鳥取の山間部で働く「谷の医者」を夢見た。実際、私都谷《きさいちだに》という名の谷に昔あった診療所跡も訪ねてみたりした。目指すは若月俊一の「農民とともに」の佐久病院。そこに通じるような診療を行いたいと、日々思っていた。

＊

そのころぼくが実際に働いていたのは、鳥取市内にある総合病院の鳥取赤十字病院で、いつかはそこを辞め、その憧れの谷に診療所を作り、そこで働く医者になりたい、ならねばならない、とひとり思っていた。開業の機をねらっていたが、先輩の内科医が先んじて次々に開業していき、内科医局を守るべき医者は減少、出るに出られず、居残らなければならなくなった。総合病院だから患者さんは次々にやってくる。受け持ち患者数は増えていく。臨床での出来事は緊張を増してくる。心筋梗塞も白血病も癌の末期も、そのころは専門分化が進んでなく、内科医はどんな患者でも受け持つ、という時代だった。こんな言い方が適当かどうかは分からないが、面白かった。臨床の出来事が面白くなってきた。気が付けば私都谷の患者さんたちも入院してきていた。当分は日赤病院を出ていけそうもない。自分の方から谷に出掛けなくても、谷の方から人民や農民がやってきてくれている、と思い直してみることにした。振り返ると二三年間も、「谷の医者」を目指したぼくは町の勤務医として過ごしてしまうことになる。人生の誤算。誤算ではあったけど、目の前の患者さんを大切にすること、その人のことをなるべく真摯に考え向き合うこと、という若月イズムはそのままそこにあった、と改めて思い返す。

＊

細胞の一片をじいっと見つめれば、その細胞たちによって構成される個体そのものが浮かんでくる、と言われる。別の言い方だと、「1は10を含む」だろうか。ぼくが若月俊一を知っていることはほとんどない。共に働いたことはないし、盃を汲み交わしたこともない。著書によってその思想、行動を遠くから教えてもらったくらいだ。畏怖の念を抱いていた、というのが正直なところだろう。ぼくが若月俊一に出会ったのは、一八年前の一九九二年の第一回若月賞の授与式の時だった。細胞の一片とはこの時のことだ。闘士という先入観を修正せざるを得ない開かれた人柄に迎えられた。受賞講演が始まると壇上で聞いていた氏は、急に眠りだした。ぼくは面白おかしくかつヒューマニズムに溢れる臨床での出来事を、畏怖の念を抱いてきた氏にぶつけるように話しているのに、氏の答えは眠り、だった。見事、とぼくは思った。これでいい、と思った。講演が終わると若月は眠りから醒め、「これだけ聴衆が笑った講演は今までありませんでしたね」と言い、ぼくの小冊子のタイトル「三月を見る」に触れ、「あれは三月に限らず、七月でも十月でもいいわけですよね」とまとめた。眠っていたのにい～、と思いもしたが、あっぱれ、とも思った。

懇親会になると多くの同志が盃を汲み交わしていた。若月は眠りから完全復活し、来る人来る人握手し、語り合い、時に抱き合った。婦人たちにも人気があり、童子のような笑みで交流を深めていた。歌がうたわれた。「農民とともに」。若月は同志と肩を組んだか、こぶしを上げたか忘れてしまったが、枯れない闘志の響きを声にしていた。

＊

若月語録は無尽蔵にある。好きな言葉に、「センチメンタル・ヒューマニズム」「第一線医学」「何でも屋」「農村は母」がある。新しい言葉が、全て医療実践の中から生まれているのに敬意を覚える。敬意と言えば思い出したことがある。最寄りのＪＲ駅まで送ってくれた佐久病院の事務職の人の言葉だ。「院長、野球も大好きで、他の厚生病院に優勝旗をもってかれると、子どもみたいにくやしがるんです。給料は年収一〇〇〇万です」。勤務医だったぼくは、すでにそのころ氏の年収を上回る給与をもらっていた。頭が下がった。

同時に第一回目の若月賞を貰った上野の精神科医の浜田晋と受賞の日の懇親会で語った時のことを思い出す。「若月、あいつはいいね」「いいよ」「あいつは、本物だよ」「すごいよ」。浜田の人物評価は二つ。「本物」と「偽物」。統合失調症の多くの患者さんは「本物」。医者の多くは「偽物」。

若月俊一は偉人だと思う。偉人は滅多に出現しない。ぼくらは凡医だろう。でも、凡医は凡医なりに、分際をわきまえながら果たさねばならないこと、果たしていきたいことを抱えている。抱えているそのことから逃げず、向き合い続けること、それがぼくらに求められていることだろう。向き合っていると必ず困難にぶつかる。途方に暮れる。すると、そんなことぐらいで、と笑顔の若月先生が心の中に登場してきてくれる。

**徳永 進**（一九四八年生まれ）医師、「野の花診療所」院長。一九八二年、『死の中の笑み』で第四回講談社ノンフィクション賞を受賞。一九九二年、第一回若月賞を受賞。

著者紹介

**若月俊一（わかつき・としかず）**

1910年東京に生まれる。36年東京帝国大学医学部卒。45年長野県農業会佐久病院（県厚生連佐久総合病院の前身）に外科医長として赴任。46年同病院院長、93年同病院総長、98年同病院名誉総長に就任。2006年８月22日96歳で逝去。

日本農村医学会名誉理事長、国際農村医学会名誉会長兼事務総長を歴任。信毎文化賞、保健文化賞、朝日賞、マグサイサイ賞、日本医師会最高優功賞、武見記念賞など受賞。81年春には、勲二等旭日重光章を受章。

主著に『作業災害と救急処置』（東洋書館）、『健康な村』（岩波書店）、『村で病気とたたかう』（岩波新書）、『農村医学』（勁草書房）、『環境汚染と健康障害』（講談社）、『農村医療にかけた30年』、『母なる農村に生きて』、『農村医療の原点　若月俊一の遺言』（以上、家の光協会）、『農家の健康』（新日本出版社）、『医療に生きる』、『若月俊一著作集』（全７巻）、『45歳から老化をふせぐ』、『ボランティアのこころ』、『信州の風の色』、『50歳からボケとたたかう』（以上、旬報社）など。

『若月俊一対話集』編集委員
**松島松翠**（編集代表）　佐久総合病院名誉院長
**夏川周介**　佐久総合病院統括院長
**伊澤　敏**　佐久総合病院院長
**油井博一**　佐久総合病院事務長
**市川和泉**　佐久総合病院秘書広報課長
**内田直人**　元佐久総合病院秘書課長
**浅沼信治**　元㈶農村保健研修センター所長
**高杉　進**　佐久総合病院秘書広報課

**若月俊一対話集　第1集　地域で人間をみる**
2010年10月1日　初版第1刷発行

著者――若月俊一
装丁――桂川　潤
発行者――木内洋育
発行所――株式会社旬報社
〒112-0015　東京都文京区目白台2-14-13
電話03-3943-9911　FAX 03-3943-8396
ホームページ http://www.junposha.com/
印刷製本―シナノ印刷株式会社

ISBN978-4-8451-1185-5